Frank Thömmes

WER LÄNGER SITZT, IST FRÜHER TOT

Das Erste-Hilfe-Programm für Vielsitzer
gegen Haltungsschäden und Schmerzen

Bibliografische Information der Deutschen Nationalbibliothek
Die Deutsche Nationalbibliothek verzeichnet diese Publikation in der Deutschen Nationalbibliografie. Detaillierte bibliografische Daten sind im Internet über http://dnb.d-nb.de abrufbar.

Für Fragen und Anregungen:
info@rivaverlag.de

Originalausgabe
1. Auflage 2017

© 2017 by riva Verlag, ein Imprint der Münchner Verlagsgruppe GmbH
Nymphenburger Straße 86
D-80636 München
Tel.: 089 651285-0
Fax: 089 652096

Alle Rechte, insbesondere das Recht der Vervielfältigung und Verbreitung sowie der Übersetzung, vorbehalten. Kein Teil des Werkes darf in irgendeiner Form (durch Fotokopie, Mikrofilm oder ein anderes Verfahren) ohne schriftliche Genehmigung des Verlages reproduziert oder unter Verwendung elektronischer Systeme gespeichert, verarbeitet, vervielfältigt oder verbreitet werden.

Redaktion: Doortje Cramer-Scharnagl
Umschlaggestaltung: Marc-Torben Fischer
Umschlagabbildung: © iStock.com/Spiderstock
Bildnachweis: Alle Fotos von Nils Schwarz außer
S. 8 iStock.com/Peopleimages, S. 11 iStock.com/DNY59, S. 12 iStock.com/erosera, S. 14 iStock.com/nataistock, S. 15 iStock.com/wynnter, S. 18 iStock.com/Jacob Wackerhausen, S. 20 iStock.com/Xavier Arnau, S. 24 iStock.com/South_agency, S. 27 iStock.com/martin-dm, S. 28 iStock.com/svetikd, S. 32 iStock.com/PeopleImages, S. 34 iStock.com/PeopleImages, S. 36 iStock.com/ChrisChrisW, S. 37 iStock.com/MariyaII, S. 38 iStock.com/Siphotography, S. 41 iStock.com/yacobchuk, S. 44 iStock.com/ExperienceInteriors, S. 46 iStock.com/bestsale, S. 48 iStock.com/Greentellect_Studio, S. 53 iStock.com/Paul Bradbury, S. 54 iStock.com/g-stockstudio, S. 55 iStock.com/AntonioGuillem, S. 59 iStock.com/Nachosuch, S. 60 iStock.com/seb_ra
Models: Laura Goldmann, Frank Thömmes
Shooting-Location: office4you Büroeinrichtungen GmbH, Garching
Layout und Satz: Daniel Förster, Belgern
Druck: Florjancic Tisk d.o.o., Slowenien
Printed in the EU

ISBN Print 978-3-7423-0271-7
ISBN E-Book (PDF) 978-3-95971-733-5
ISBN E-Book (EPUB, Mobi) 978-3-95971-732-8

Weitere Informationen zum Verlag finden Sie unter:

www.rivaverlag.de

Beachten Sie auch unsere weiteren Verlage unter www.m-vg.de.

Frank Thömmes

WER LÄNGER SITZT, IST FRÜHER TOT

Das Erste-Hilfe-Programm für Vielsitzer gegen Haltungsschäden und Schmerzen

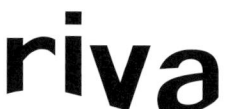

INHALT

Vorwort 6

EINE KURZE GESCHICHTE DES SITZENS 8
    Evolutionäre Anpassungen 10
    Sitzen ist das neue Rauchen 19

DER MODERNE MENSCH UND SEIN ARBEITSPLATZ 20
    30 Jahre Sitzen – die Fakten 22
    Digitale Kommunikation – die Wurzel allen Übels? ... 27

RISIKEN UND PROBLEME DES SITZENS 32
    Rücken- und Gelenkbeschwerden 34
    Gewichtsprobleme 40
    Konzentrationsschwierigkeiten 43

LÖSUNGSANSÄTZE 44
    Perfekte Ergonomie am Arbeitsplatz 46
    Lifestyle anpassen – neue Wege gehen 57

LEBENSVERLÄNGERNDE ÜBUNGEN ... 62

Übungen ohne und mit Geräten ... 64
Individuelle Auswahl der Übungen ... 65
Hände und Unterarme ... 66
Oberarme ... 72
Schulterachse ... 74
Ganzkörperflexibilität ... 80
Einbein- und Hüftachsenstabilität ... 86
Hals- und Nackenregion ... 94
Brustwirbelsäule ... 100
Beine, Gesäß und Hüftregion ... 112
Lendenwirbelsäule ... 120
Füße ... 122

Übungsregister ... 124
Über den Autor ... 125
Literaturverzeichnis ... 126

Vorwort

Dieses Buch wurde größtenteils im Sitzen geschrieben – und ich als Autor erfreue mich trotzdem bester Gesundheit ohne Rückenprobleme, Übergewicht oder Diabetes. Es scheint also doch möglich zu sein, den modernen Lifestyle zum Teil sitzend zu überleben. Trotzdem kommt das dauernde Sitzen einem schleichenden Tod gleich. Diese Aussage scheinen Befragungen von Menschen, die seit etwa 30 Jahren sitzenden Tätigkeiten nachgehen, statistisch zu bewahrheiten. Forschungsergebnisse zum sesshaften Lebensstil bestätigen dies.

Was ist also zu tun? Ist Sitzen wirklich so schädlich oder ist die Dosis entscheidend? Ist Sitzen unser Schicksal? Und wo und wie werden wir in 30 Jahren sitzen? In jedem Fall ist Sitzen ein kritisch zu hinterfragender Baustein des modernen Arbeitslebens. Ein zeitlicher Blick zurück und ein Blick nach vorn können helfen, das Sitzen besser einzuordnen.

In diesem Buch betrachten wir das Sitzen aus vielen Perspektiven. Wir gehen auf die Bedeutung des Sitzens in der individuellen, aber auch in unserer aller kulturellen Geschichte ein. Sie lernen die Risiken des Sitzens kennen und Sie erfahren alles über die besten Strategien, um Probleme kurz- und mittelfristig zu bekämpfen und Langzeitschäden erfolgreich zu vermeiden.

Letztendlich wird Ihnen der beste Bürostuhl nichts helfen, wenn Sie Ihr Sitzglück nicht selbst in die Hand nehmen.

Ab heute wird weniger gesessen. Versprochen!

Frank Thömmes

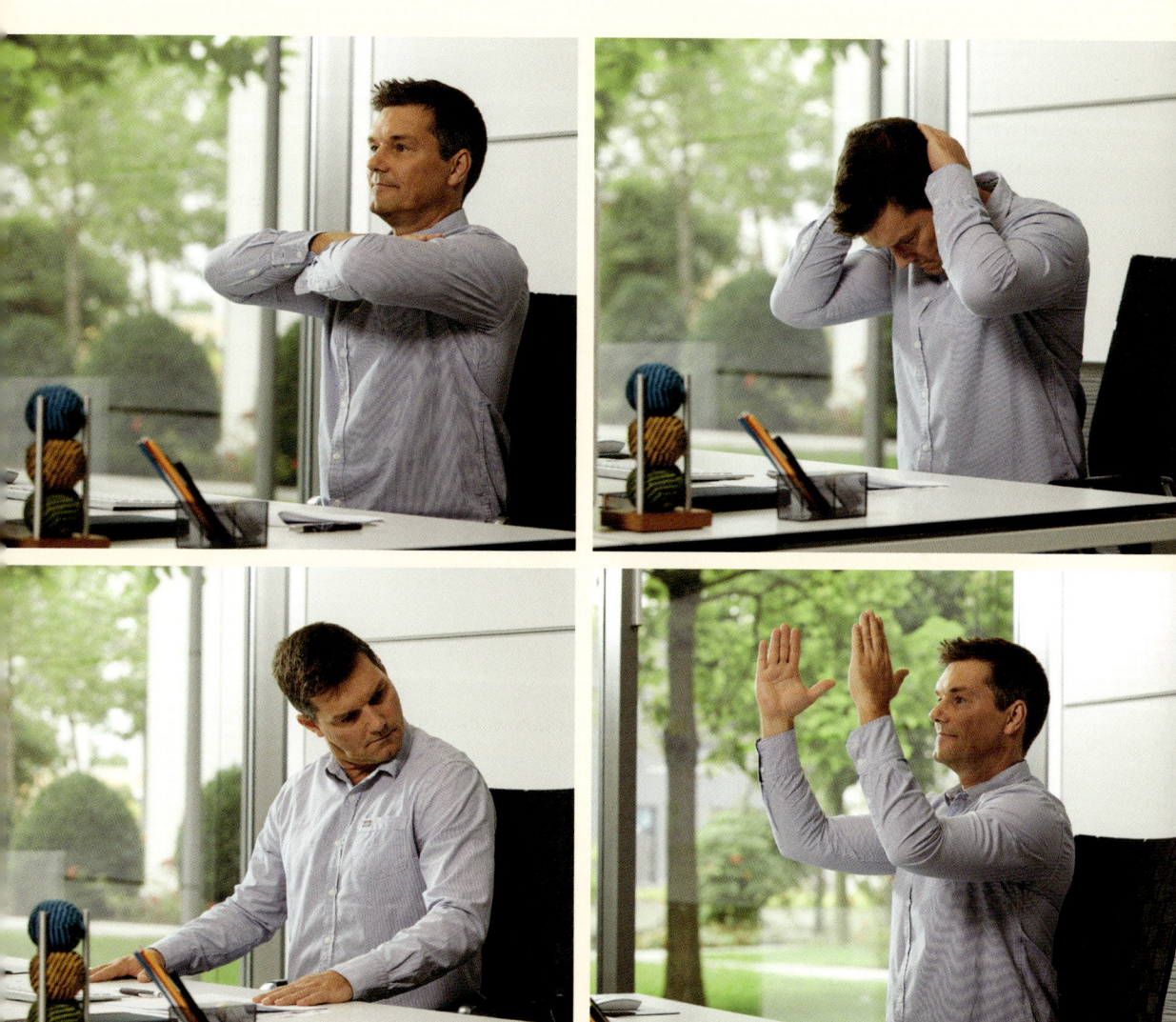

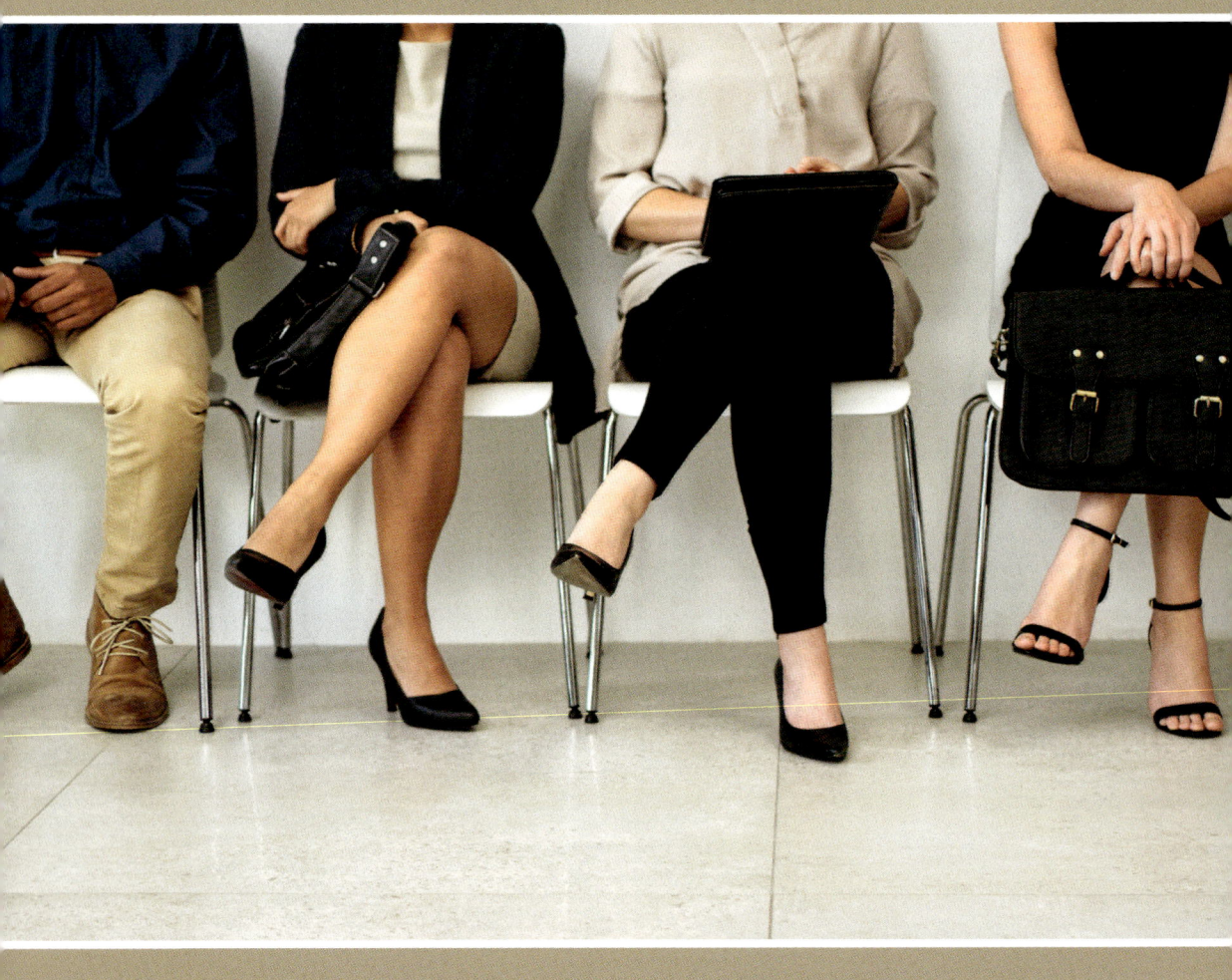

EINE KURZE GESCHICHTE DES SITZENS

Menschen in der uns bekannten Form gibt es seit der Steinzeit. Überlieferungen von Sitzen oder Rückenbeschwerden liegen uns leider nicht vor. Aber vermutlich war beides schon bekannt, denn die Probleme sind in unserer DNA integriert. Sicher ist nur, dass die Menschen damals sich mehr bewegten, als wir es tun, und nicht die meiste Zeit im Sitzen verbrachten.

Evolutionäre Anpassungen

Unsere Anatomie und der aufrechte Gang bringen Vor-, aber auch Nachteile mit sich. Der aufrechte Gang hat unser Knochen- und Muskelsystem verändert. Wir nutzen unsere Arme und Hände und entwickelten ein großes Gehirn, das uns in die Büros geführt hat, in denen wir jetzt leben und arbeiten.

Evolutionäre Anpassungen unserer Anatomie an unsere aktuelle Umwelt sind nicht zu erwarten, solange die Reproduktivität des Menschen dadurch nicht beeinflusst wird. Aktuell passen wir eher die Umwelt an uns an. Doch genau betrachtet deutet sich durchaus an, dass die Reproduktivität eingeschränkt ist, und zwar durch die allgemeine Gewichtszunahme. Da Übergewicht eng mit Inaktivität (und Sitzen) zusammenhängt, ist also Vorsicht geboten, dass wir nicht nur früher sterben, sondern eventuell sogar aussterben.

Menschen sind durch ihre Anpassungsfähigkeit evolutionär enorm erfolgreich. Ein Grund liegt gerade in ihrem hochgradig leistungsfähigen Gehirn. Gleichzeitig ist dies aber auch in der Lage, eine Umwelt zu schaffen, an die wir uns nicht schnell genug anpassen können, um in ihr gesund zu überleben. Diese scheinbar selbstzerstörerische Komponente ist eventuell eine Strategie der Natur, die wir noch nicht durchschauen. Letztendlich können evolutionäre Errungenschaften auch immer erst im Nachhinein als überlegen erkannt werden – von denen, die überlebt haben. Entweder die Sackgasse, in die wir uns zu bewegen scheinen, kann sich noch ändern oder wir werden das nicht überleben.

Schon 1994 diskutierten die Autoren des Buches »Warum wir krank werden« aus evolutionsmedizinischer Sicht die menschliche Entwicklung der Neuzeit und den Zusammenhang von Krankheiten mit dem immobilen Lebensstil, ohne damit jedoch nennenswerten Einfluss zu gewinnen. Unser System der Bequemlichkeit und der Medizin, die sich mit dem Bekämpfen von Krankheitssymptomen beschäftigt, dominiert die Neuzeit und hat sich so sehr etabliert, dass jedwede Kritik abprallt. Das Problem Rückenschmerzen, das ja unumstößlich mit dem Thema fehlende Bewegung und zu viel Sitzen verknüpft zu sein scheint, ist dafür das Paradebeispiel schlechthin. Die Maxime, weniger zu sitzen und sich mehr zu bewegen, wäre die einzig logische Konsequenz. Aber sie ist unbequem. Deshalb hat die Medizin andere Lösungen gefunden und stößt trotzdem bei den meisten Rückenbeschwerden an ihre Grenzen.

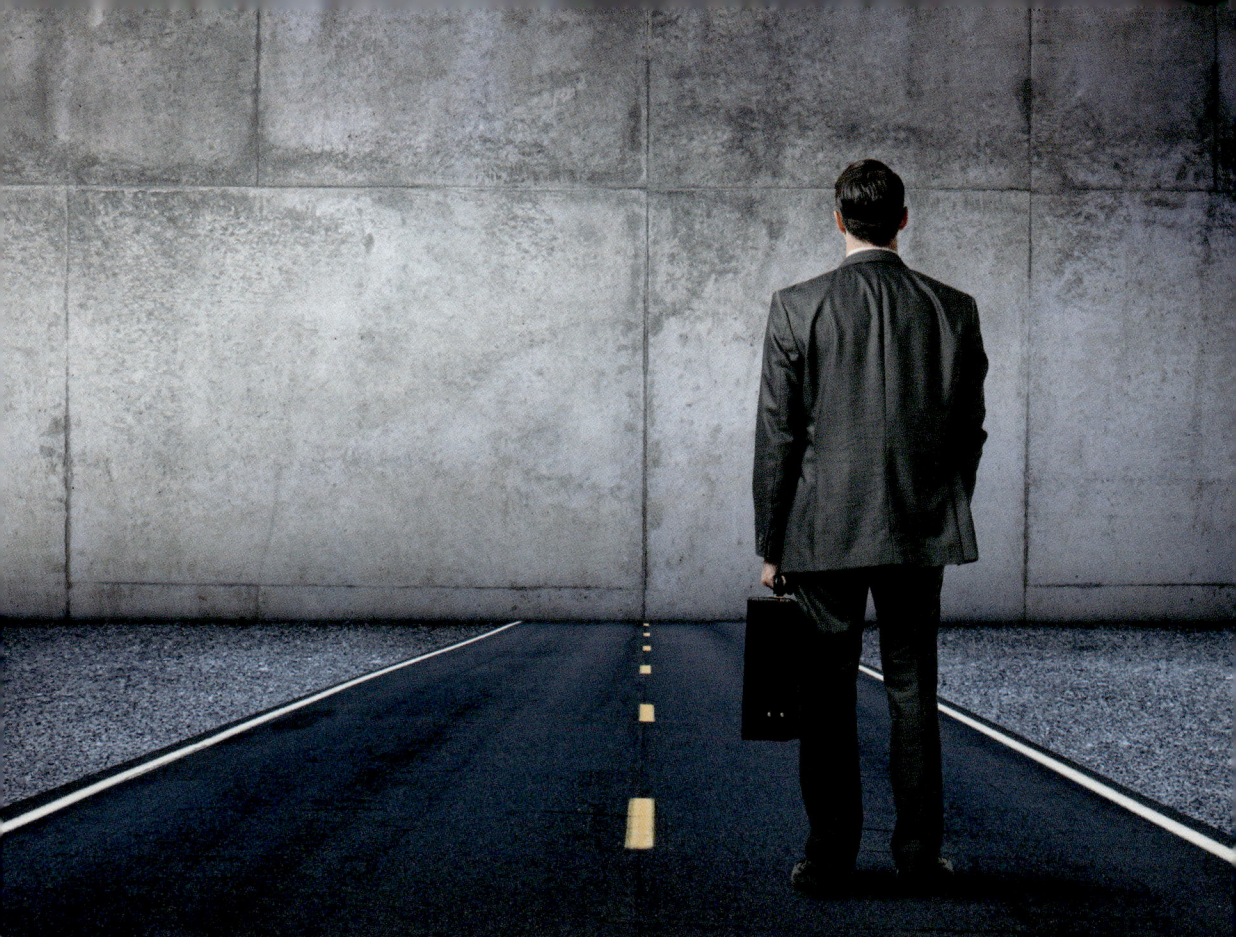

Sackgasse mit Ausweg oder sterben wir sitzend aus?

Vom Nomaden zum sesshaften Lebensstil

Seit es Menschen gibt, war das, was wir heute Sitzen nennen, ein Teil ihrer Natur. Es ist unverzichtbarer Teil der Entwicklung des einzelnen Menschen und damit Teil seiner sich vom Baby zum Erwachsenen ausprägenden Individualität. Obwohl auch hier der Fortschritt seine Spuren hinterlässt, verlaufen in Bezug auf das Sitzverhalten die ersten Lebensjahre ähnlich ab – egal, wann und wo das Baby auf diesem Planeten aufwächst.

Blicken wir auf die Entwicklung des Menschen als Gattung zurück, fällt immer wieder auf, dass Bewegung eine wichtige Rolle spielte und wir daran gut angepasst sind. Eine nicht sesshafte, sondern umherziehende Lebensweise war vorherrschend. Menschen, die es sich aus wirtschaftlichen Gründen nicht leisten konnten, sich fest an einem Ort anzusiedeln, wurden Nomaden genannt. Auch Nomaden verbrachten bei Tätigkeiten, die es erforderten, sicherlich Zeit im Sitzen. Bequeme Sitzmöbel und spezielle Ruheorte waren aber eher Mangelware.

Klimatische Bedingungen, Tierwanderungen oder allgemein Boden- oder Naturgegebenheiten erforderten eine flexible Mobilität der Nomaden und sicherten ihren Fortbestand. Zehn und mehr Stunden tägliche Wanderungen waren die Regel dieses Lebensstils. Als sich immer mehr Siedler etablierten und sich Ansammlungen von Häusern und Menschen bildeten, wurde das Nomadendasein zunehmend negativ besetzt und als nicht zeitgemäß abgetan. Mit dieser neuen Sesshaftigkeit hielt der Mensch seinen natürlichen »Lauf« an. Er wechselte sein Territorium nicht mehr, sondern begrenzte und verteidigte es.

Viele Beispiele für diese Veränderung reichen bis in unsere Gegenwart hinein und sind Bestandteil komplexer ethnischer Probleme. Als Beispiel sollen hier nur die Indianer Nordamerikas und die australischen Aborigines genannt werden. Kulturen, die noch umherziehen, nicht sesshaft werden und sich aus dem modernen Lebensstil heraushalten, werden unterdrückt und ausgeschlossen. Sitzen ist also viel enger mit unserer Kulturgeschichte verbunden, als wir es ahnen, und es fängt an, uns Probleme zu bereiten.

Die Natur machte das Zurücklegen langer Wege zum Überleben notwendig.

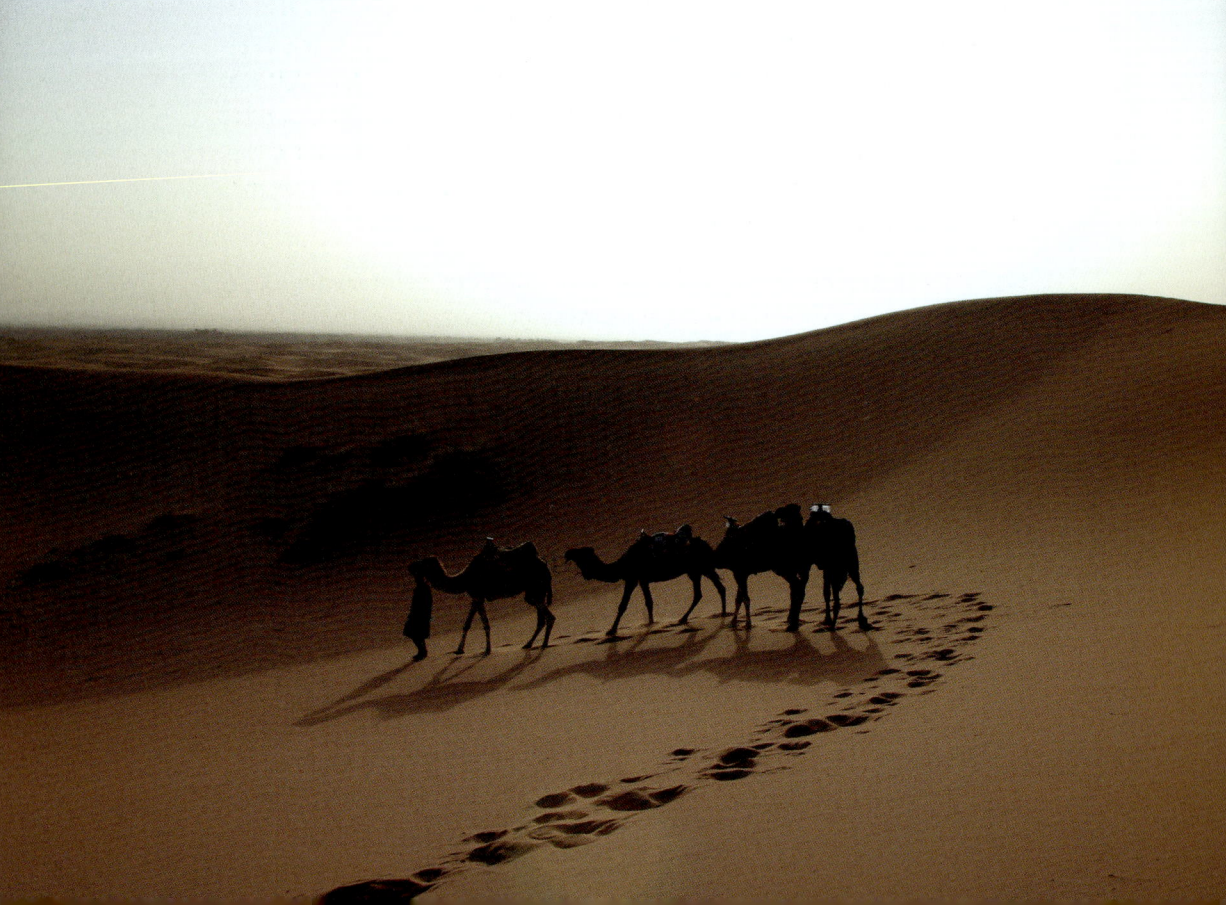

Der sesshafte Lebensstil, bei dem man sich an einem Ort niederlässt, bildet die Basis der aktuellen Sitzproblematik. Ökonomisch ist es heute nicht mehr nötig, von Ort zu Ort zu ziehen, um zu überleben. Den Ort, an dem wir leben, gestalten wir uns natürlich bequem und mit vielen Sitzmöglichkeiten. Diese räumlichen Veränderungen innerhalb unseres direkten Lebensumfeldes haben weitreichende Auswirkungen in alle Bereiche des individuellen Lebens, aber auch des Miteinanderlebens in der Gesellschaft. Auf diese Auswirkungen wird hier nur kurz und indirekt eingegangen. Sitzen ist ein immens wichtiger Teil unserer modernen Gesellschaft geworden und muss deshalb kritischer hinterfragt werden.

DIGITALE NOMADEN

Digitale Nomaden haben eine neue Form der Arbeit gefunden, bei der sie ähnlich unseren Vorfahren nicht an einen Arbeitsort gebunden sind. Die moderne digitale Technik nutzend, gibt es zunehmend Menschen, die ihre Arbeit an unterschiedlichen Orten ausüben wollen. Sie möchten von Arbeit und Ort ungebunden ihrer Tätigkeit (die meistens auch ihr Hobby ist) nachgehen und verbringen viel Zeit damit, immer wieder an anderen Orten der Welt zu arbeiten. Viele digitale Nomaden reisen und schreiben darüber. Ein Laptop und eine Internetverbindung reichen aus, um ihre Erfahrungen weiterzugeben, egal an welchem Ort der Welt sie sich gerade aufhalten. Moderne Beispiele dafür sind Reiseblogger, Reporter und Naturfotografen. Diese Menschen erfüllen sich den Traum eines ungebundenen Lebensentwurfes, den sie online mit vielen teilen, womit sie ihren Lebensunterhalt verdienen können.

Dieses Arbeitsleben beinhaltet viel Kreativität und Offenheit und eine sehr freie Zeiteinteilung. Danach strebt der normale Büromitarbeiter zwar auch, wird aber meist zu sehr eingeengt, um diese Ziele zu erreichen. Diesem untypischen Arbeitsstil der digitalen Nomaden liegt vielleicht mehr Natürlichkeit zugrunde, als wir aktuell vermuten. Vermutlich wird der digitale Nomade auch viel im Sitzen arbeiten, weil es praktisch ist. Sein Laptop ist auch als eher wenig ergonomisch einzuschätzen. Seine Sitzzeiten werden aber geringer sein, die Unterbrechungen seiner Sitzzeit abwechslungsreicher und seine Arbeitszeiten überschaubarer. Steht der Abschied der Präsenzkultur im Büro bevor? Vielleicht sind wir in 50 Jahren alle digitale Nomaden und verbinden damit die Moderne mit unseren kulturellen Wurzeln und dem Wunsch nach Selbstverwirklichung?

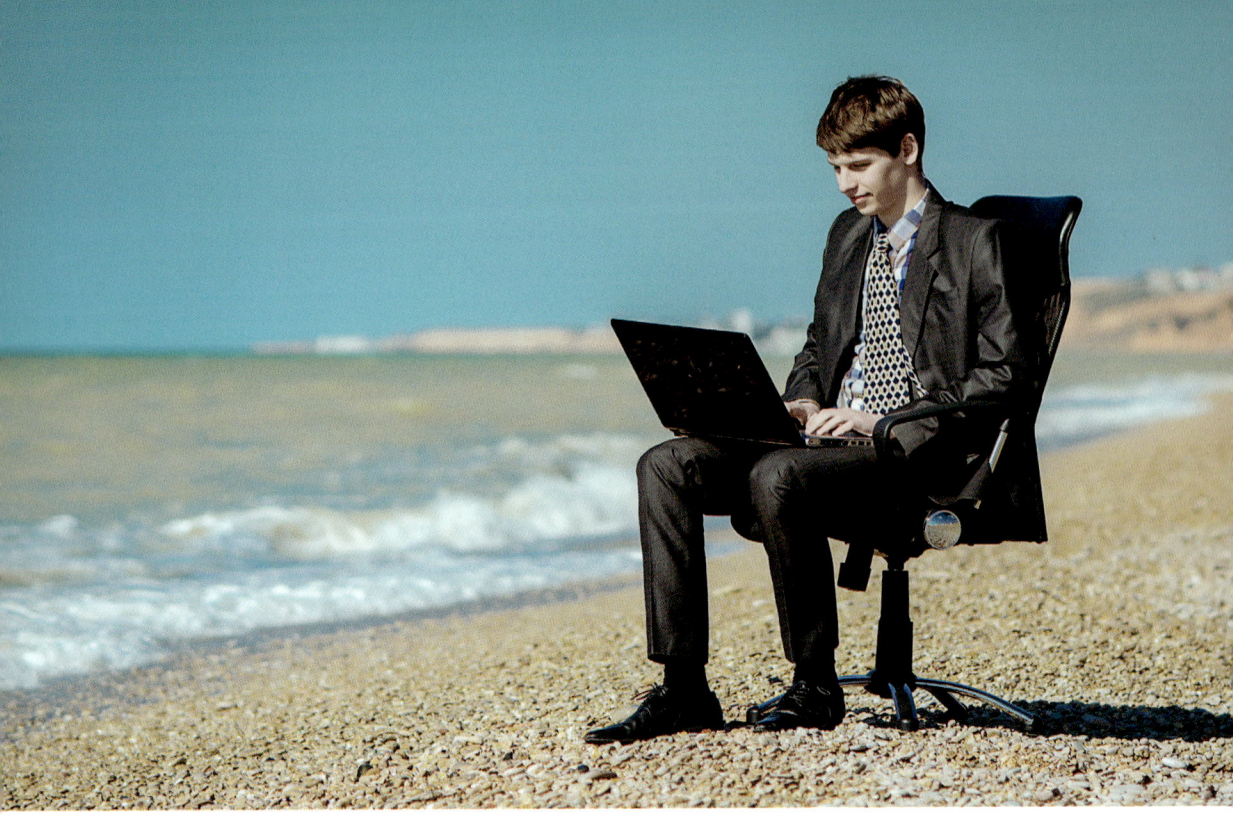

Sitzend unterwegs — eine moderne Lösung?

Weil unsere Arbeits- und Lebenswelten sich grundlegend in einem rasanten historischen Tempo geändert haben, sind wir nicht nur »sesshaft«, sondern »sitzend« geworden. Der sitzende Lebensstil hat aber dramatische Auswirkungen auf unsere Gesundheit. Wir sind auf dem Weg uns tot zu sitzen.

Sitzen ist modern und praktisch

Sitzen bei der Arbeit ist eine moderne Erfindung. Bis vor rund 200 Jahren waren sitzende Tätigkeiten zunächst nur hochgestellten Personen wie Pharaonen, Kaisern und Königen vorbehalten. Der normale Mensch bewegte sich bei der Arbeit, stand oder hockte am Boden. Erst seit rund 60 Jahren gehört stundenlanges Sitzen zum Berufsalltag, Sitzen oder Kauern war vorher nur eine kurze Unterbrechung des Arbeitens. Eine Entwicklung, die unser Muskel-Skelett-System und ganz besonders unseren Rücken überrollt hat. Evolutionstechnisch sind wir nicht zum Sitzen geeignet. Wir können es, es führt aber zu Problemen.

In vielen Sprachkulturen entstammen die Worte für Sitzen oder Sitzmöbel aus der Silbe »sed«, deren ursprüngliche Bedeutung hemmen, isolieren oder besänftigen bedeutet.

Das Hemmen und Isolieren trifft es eigentlich sehr gut, wenn wir uns das tägliche Arbeitssitzen anschauen. Dennoch haben wir uns sprachlich von dieser ursprünglichen Bedeutung weit entfernt.

Praktisch bedeutet das Sitzen eine Umorientierung unserer Balance: Der Rumpf wird nicht mehr über den Füßen, Knien und der Hüfte aus- und aufgerichtet, sondern von ihnen isoliert. Das hatte die Natur nicht geahnt, als sie uns funktionell für den aufrechten Gang optimierte.

Vom Thron zum Stuhl

Die ersten Dauersitzer der Geschichte entstammen den Königshäusern und der Kirche. Aus Gestellen zum Sitzen entwickelten sich Throne, aus denen dann der Stuhl wurde. Auf einem Thron zu sitzen, war historisch gesehen keine Selbstdarstellung. Könige oder Priester setzten sich nicht freiwillig auf den Thron, sie wurden damit »nach oben gesetzt«. Als Sinnbild von Macht und Ohnmacht. Der König sollte es nicht bequem haben, sondern ein Opfer bringen. Der Thron war staatliche Repräsentanz und der König sollte spirituelle Kräfte sammeln, um dem Staat zu dienen. Manche Throne wurden sogar zum Schlafen genutzt. Auch frühe kirchliche Sitzgestelle dienten nicht dem Komfort der Geistlichen, sondern verfolgten »höhere« Ziele.

Sitzen war nie die reinste Freude.

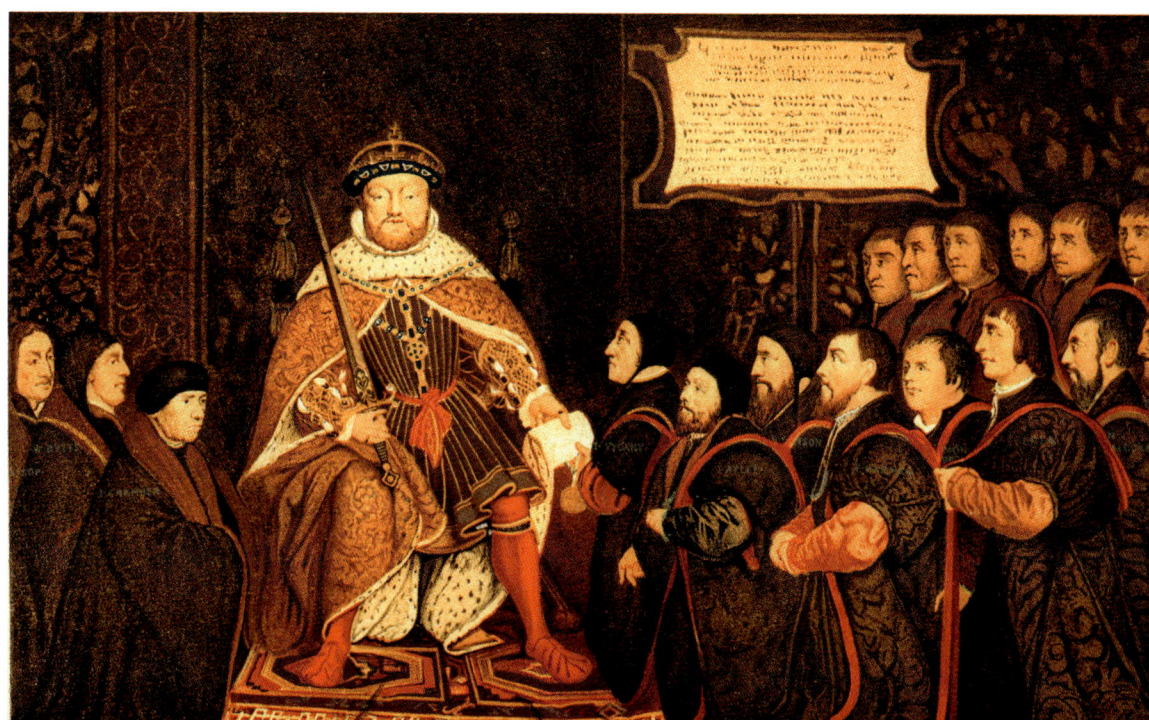

Sitzen emanzipiert sich

Im Mittelalter war der Stuhl, wie wir ihn heute kennen, noch unbekannt. Man kauerte auf kleinen Gestellen oder Bänken. Mit der Entwicklung der Gesellschaft und veränderten politischen Einflüssen mussten auch normale Bürger mehr formale Haltung an den Tag legen.

Das Sitzen auf Stühlen wird bürgerlicher Mittelpunkt der Gesellschaft und der Familie. Man sitzt am Esstisch und kauert nicht mehr um den Herd oder die Feuerstelle. Sitzen wird zum Sinnbild des gesteigerten Selbstbildes des Bürgertums – Merkmale, die wir auch in späteren Zeiten ganz ähnlich beim Rauchen finden werden. Der Stuhl für alle und jeden erlebte erst im 19. Jahrhundert von Europa aus über die ganze Welt seinen Siegeszug und ist damit auch ein Teil der Demokratie. Das Volk bestimmt den Staat und »setzt« sich damit selbst an die Spitze.

In der Umgangssprache ist das Sitzen von da an allgegenwärtig. Inhaftierte sitzen ein, Schüler werden in die nächste Klasse versetzt oder bleiben sitzen. Berufliche Versetzungen sind genauso üblich wie bei einem Date versetzt zu werden. Gesetzte Herrschaften sitzen wohl schon länger irgendwo, und Sitzplätze bei einem Konzert sind natürlich besser und teurer als Stehplätze.

Dass Sitzen praktisch ist, haben Menschen und auch Tiere schnell bemerkt. Zum Schlafen legt man sich hin und auch ansonsten eignet sich die Sitzposition zur Regeneration hervorragend. Wenn aus praktisch aber bequem und aus Ausnahme Gewohnheit wird, dann kann das negative Auswirkungen haben. Moderne Büro-Arbeitswelten sind quasi ohne Sitzen nicht mehr möglich. Die Einzige noch zu führende Diskussion ist dann über die Art der Sitzmöbel, die wir nutzen.

Ein Grund, warum Sitzen für uns einerseits praktisch, aber deshalb auch schnell unbequem sein kann, ist die Tatsache, dass wir zwei Beine haben und unsere Arme frei nutzen können bzw. möchten. Unser Rumpf kann sich im Sitzen schnell erholen, da er nichts gegen die Schwerkraft stabilisieren muss. Wenn er aber länger sitzt, wird aus Erholung schnell Erschlaffung und der Rumpf kann seine Aufgaben wie die Stabilisierung der Wirbelsäule oder die Fortbewegung nicht mehr erfüllen. Für Erwachsene ist das Sitzen am Boden mittlerweile schon extrem unbequem, da sie durch das Sitzen auf Stühlen unbeweglich und schwach geworden sind. Kleinkinder können perfekt am Boden sitzen. Leider werden sie zur Essensaufnahme am Tisch schnell an Sitzmöbel gewöhnt bzw. sogar festgeschnallt.

Sitzen am Boden ist für einen erwachsenen, unbeweglichen Körper eine anstrengende Übung. Er braucht dabei meist seine Hände zum Abstützen seines Körpers und hat dadurch die Arme nicht frei. Ein Stuhl bzw. eine Erhöhung der Hüfte fühlt sich dann schnell wie die Lösung des Problems an, ist aber eher ein Teil des Grabes, das man sich damit selbst langsam gräbt.

Nie zuvor war der Mensch einem so tempogetriebenen Alltag ausgesetzt wie heute. Da fühlt sich ein Stuhl kurzfristig an wie eine Oase, weil er einen kurz zur Ruhe kommen lässt. Das ist praktisch und alles, was praktisch ist, wird zum Erfolg, weil damit Geld, Zeit, Kraft, Aufwand oder sonst irgendwas eingespart werden kann. Wer aber an der falschen Stelle spart, bekommt oft zeitlich verzögert eine größere Rechnung präsentiert, denn Sparen geht auf Kosten anderer Dinge, in die man besser rechtzeitig investiert hätte. Sitzen ist unsere Sackgasse – langsam beginnen wir, das zu verstehen.

YOGA – DER LOTUSSITZ

Sitzen wurde in anderen Kulturkreisen gezielt genutzt, um Menschen innerlich zu beruhigen. Ein sehr schönes Beispiel dafür ist der fernöstliche Lotussitz. Diese asketische Form der Meditation soll zu einer milden Geisteshaltung führen. Die Position ist der Form einer Lotusblüte nachempfunden.

Im Yoga ist der Lotussitz ebenfalls eine der klassischen Sitzhaltungen. Er war ursprünglich dazu gedacht, den Übenden auf die anstrengende Meditation vorzubereiten. Richtig erlernt, geübt und ausgeführt ist diese Position sehr stabil, angenehm und schmerzfrei. Da er nicht für alle Übenden praktikabel ist, kann auch der Schneidersitz eingenommen werden, der aber weniger stabil ist.

Die Wirkungen des Lotussitzes lesen sich fast unglaublich, insbesondere wenn man die negativen Effekte des normalen Sitzens im Büro damit vergleicht. Annähernd allen in diesem Buch genannten Problematiken wird entgegengewirkt! Eigentlich komplett paradox, dass bei der gleichen Grundtätigkeit (Sitzen) so unterschiedliche Dinge mit den Menschen geschehen können.

Das Phänomen Yoga greift um sich, denn es scheint körperlich und auch geistig vielen »Sitzmenschen« eine Lösung zu versprechen. Ob und wie

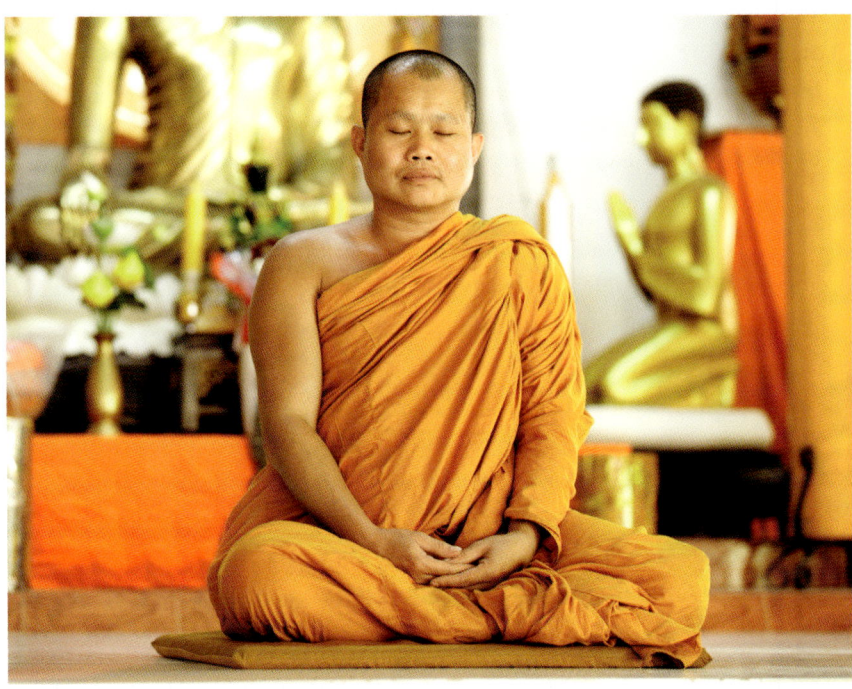

Im Lotussitz ruht man stabil in sich.

Yoga helfen kann, muss jeder selbst ausprobieren. Wahrscheinlich wird es Ihnen im Yoga ergehen wie im Büro: Sie müssen lernen, zwischen Geisteshaltung und Bewegung zu differenzieren, um sich selbst zu finden. Unsere Wahrnehmung sollte für die Feinheiten und die Geisteshaltung bestimmter Tätigkeiten besser geschult werden. Dann kann die Lösung auch im Büro gefunden werden. Yoga kann helfen – aber die Lösung liegt im Bewusstsein, wie wir mit Dingen (dem Sitzen!) bewusst und unbewusst umgehen.

Wirkungen des Lotussitzes:

- Hüftöffner
- Dehnung der unteren Extremität
- Gute Körperhaltung mit Wirbelsäulenstreckung
- Entspannend für das Gehirn
- Bessere Aufmerksamkeit und Wahrnehmung der Umgebung
- Bessere physische Stabilität beim Meditieren
- Ausgleich der Energielevel im Körper

Sitzen ist das neue Rauchen

Sitzen wird als Massenphänomen gerne mit dem Rauchen verglichen. Tatsächlich finden sich mehrere Parallelen, aus denen wir lernen können. Das Gesundheitsrisiko beim Rauchen war auch in den 1960er-Jahren schon bekannt, es wurde aber nicht als Bedrohung wahrgenommen, da die Befriedigung anderer Wünsche und Ziele im Vordergrund stand. So dauerte es fast 50 Jahre und kostete viele Rauch-Tote, bis konsequent und letztendlich erfolgreich dagegen vorgegangen wurde.

Rauchen hat seinen Ursprung auf dem amerikanischen Kontinent und war in der Urbevölkerung als spirituelle Handlung weit verbreitet. Im 16. Jahrhundert wurde Tabak durch die Eroberer nach Europa gebracht, konnte sich aber zuerst nur in der gehobenen Gesellschaft als Luxusartikel durchsetzen. Weitere Eigenschaften wie eine den Appetit hemmende Wirkung und viele therapeutische Effekte wurden dem Tabak zugeschrieben Erst die Entwicklung der Industrie und spezieller Fertigungstechniken verhalfen dem Tabakkonsum zum Durchbruch. Waren früher Pfeifen die erste Wahl, wurden nun Zigaretten entwickelt, die dem Zeitgeist und dem schnelleren Tempo der Moderne besser entsprachen. Man arbeitete mehr, man aß schneller und reiste mehr – da war das gemütliche Stopfen einer Pfeife zeitlich zu umständlich und dauerte zu lange.

Bevor die ersten Anti-Raucher-Kampagnen gestartet wurden, war das Rauchen zu einer modernen Massenbewegung geworden und forderte seinen gesundheitlichen Tribut von den Menschen. Mediziner und Experten stellten aber auch damals schon fest, dass ein sehr maßvoller Konsum gesundheitsfördernde Wirkungen haben könnte. Die Empfehlung der damaligen Schulmedizin sah bei entsprechender Indikation einen täglichen Gebrauch für jedes Alter und Geschlecht vor. Die europäische Schulmedizin förderte damit den Tabakkonsum dieser Zeit maßgeblich. Ergonomische Betrachtungen und Ansichten mancher Arbeitsmediziner zum Thema Sitzen im Büro erinnern stark an die damalige Betrachtung des Rauchens. Es wird bequem und passend gemacht, statt eine radikale Reduktion zu fordern.

Eine fast amüsante Begebenheit am Rande: Raucher unterbrechen ihre Sitzzeit im Büro regelmäßig, um Raucherzonen oder das Freie aufzusuchen. Diese positive Unterbrechung der Sitzzeit stellt scheinbar kein großes Problem im Büroalltag dar und wird auch gemeinhin toleriert. Der Grund dafür bleibt zwar fragwürdig. Dieses Beispiel zeigt aber, wie leicht mehr Bewegung umsetzbar wäre, wenn sie uns wichtig genug wäre.

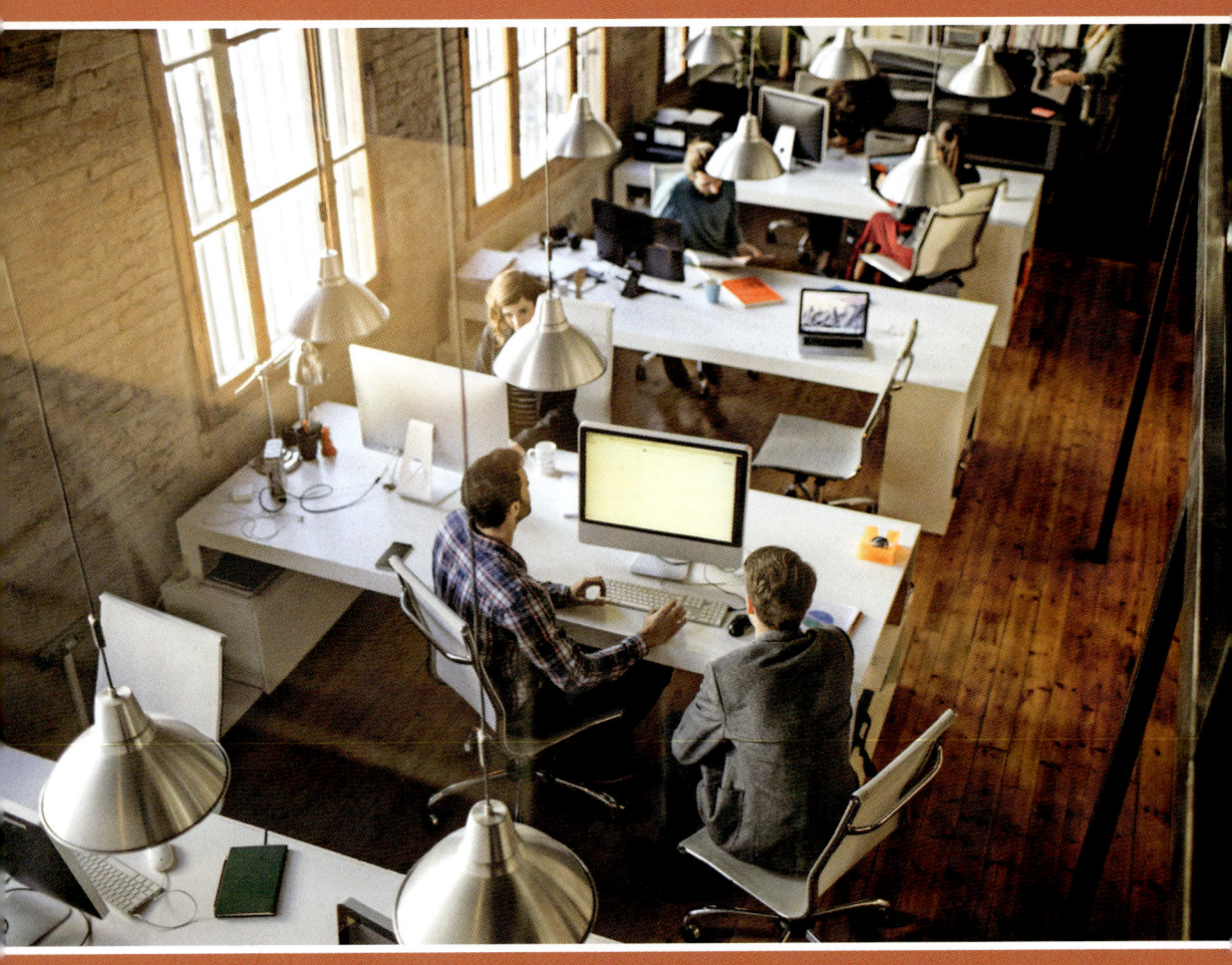

DER MODERNE MENSCH UND SEIN ARBEITSPLATZ

Leben ist Bewegung und Bewegung ist Leben. Arbeiten aber ist Sitzen, also scheint Sitzen unser Leben zu sein. Traurig, aber wahr. Grund dafür ist einzig und allein unser modernes Arbeitsleben mit seinen Aufgaben, seinen Strukturen und den dafür notwendigen Arbeitsgeräten. Die Erfindung des Stuhls ist für unsere Gesundheit eine zweifelhafte Errungenschaft.

30 Jahre Sitzen – die Fakten

Erkrankungen des Muskel-Skelett-Apparates nehmen mit 36,7 Millionen Betroffenen den größten Anteil aller Erkrankungen ein (Studie der kassenärztlichen Bundesvereinigung 2015). Neben einer Vielzahl von Diagnosen zeigt das Ergebnis »unspezifischer Rückenschmerz« doch eigentlich ganz klar, wo das Problem liegt: Wir bewegen uns zu wenig und sitzen zu viel. Das Resultat sind viele negative körperliche Begleiterscheinungen – ein generelles Problem für die ganze Gesellschaft, aber vor allem für die Betroffenen, denen nicht immer gut und langfristig geholfen werden kann. Der beste Rat ist hier sicher, sich selbst um die eigene Gesundheit zu kümmern. Das Sitzen spielt dabei die zentrale Rolle. Wer mehr zum Thema Sitzen weiß und sein Verhalten richtig steuert, wird das Thema Rückenschmerzen vermutlich in den Griff bekommen.

Wenn sitzen krank macht und keiner es merkt

Die erste Generation von Arbeitern an Sitzarbeitsplätzen hat es fast durch ein ganzes Arbeitsleben hindurch geschafft, aber vielen weiteren steht diese Tortur noch bevor. Wir reden hier von mindestens 80.000 Stunden in einer passiven Sitzhaltung! 75 Prozent der Zeit, die wir nicht schlafen, sitzen wir.

Stellen Sie sich vor, was Sie in dieser Zeit alles in Bewegung hätten machen können und wie gut Ihnen das vermutlich getan hätte. Viele ältere Mitarbeiter von heute kennen noch ein Leben ohne PC, Internet oder Smartphone. Doch das ist definitiv Vergangenheit. Wir blicken mittlerweile auf diese technologischen Entwicklungen zurück und haben erste Ergebnisse, was sich durch deren Nutzung verändert hat, und schlimme Prognosen vor uns.

Der Titel dieses Buches greift sehr prägnant das Thema Sitzen auf: »Wer länger sitzt, ist früher tot.« Das macht Angst oder zumindest neugierig, ob man zu der betroffenen Zielgruppe gehört und wie ernst es ist. In der Tat gibt es die ersten Langzeitstudien, die belegen, dass Sitzen die Lebenserwartung verringern kann. An Bewegungsmangel sterben europaweit jährlich 1,2 Millionen Menschen, an den Folgen des Tabakkonsums 750 000.

Bei den Untersuchungen ging es immer um den Einfluss von Bewegung auf Todesursachen aller Art. Die Ergebnisse dazu sind eindeutig: Wer viel saß, hatte eine bis zu 40 Prozent geringere Lebenserwartung, bezogen auf die nächsten 15 Jahre.

Der Faktor Sitzen wirkt sich bei Frauen noch stärker aus als bei Männern. Schon drei Stunden tägliches Sitzen kann die Lebenserwartung reduzieren. Wer es schafft, durchschnittlich weniger als drei Stunden am Tag in sitzender Position zu verbringen, erhöht seine Lebenserwartung um zwei Jahre (Studie des Pennington Biomedical Research Center in Louisiana, USA). Immerhin 120 000 Amerikaner wurden dazu über 14 Jahre lang beobachtet. Da die USA Vorreiter in Sachen Inaktivität und Übergewicht sind, sind diese Zahlen natürlich nicht komplett auf Deutschland zu übertragen. Doch sie zeigen eine klare Tendenz an. Das Sterberisiko beruht dabei natürlich nicht auf Rückenschmerzen, sondern auf den Veränderungen der Stoffwechselvorgänge, die zu Übergewicht, Diabetes und Herzproblemen führen.

Die Inaktivitätsforschung, ein neues Fachgebiet aus Medizin, Sportwissenschaft und Hirnforschung, findet immer mehr Hinweise darauf, wie Bewegungsmangel im Alltag viel mehr im Körper negativ verändert, als bisher angenommen wurde. Übergewichtige sitzen täglich zum Beispiel bis zu zweieinhalb Stunden länger als Normalgewichtige. Zunehmend erlangt der Faktor »Sitzzeit« eine höhere Bedeutung bei der Prognose von Krankheiten. Er wird bei weiteren Studien immer mehr in den Fokus rücken.

Auch aus Deutschland gibt es Zahlen – sie stammen aus der Untersuchung »Wie gesund lebt Deutschland?« der Gesellschaft für Konsumforschung (GfK) im Auftrag der DKV. Diese Untersuchung beschäftigt sich unter anderem mit dem Zusammenhang von Inaktivität und Gesundheitsrisiken. Das Zentrum für Gesundheit der Deutschen Sporthochschule Köln (DSHS) analysierte die erhobenen Ergebnisse. Erwachsene verbringen demnach pro Werktag acht bis zehn Stunden im Sitzen. Nur jeder zweite Deutsche schafft die von der Weltgesundheitsorganisation (WHO) empfohlenen 150 Minuten moderater Bewegung pro Woche. Immerhin halten 57 Prozent der Befragten ihren Zustand für gesund. Im Detail zeigen die Ergebnisse aber, dass 90 Prozent der Befragten mehr für ihre Gesundheit tun könnten. Hier hinkt die Selbstwahrnehmung dem wirklichen Lifestyle deutlich hinterher. Im Bereich der Gehirnforschung gibt es erste Ergebnisse, dass eine geringere körperliche Aktivität durch viel Sitzen in bestimmten Gehirnarealen zu Veränderungen führt. Bewegung wirkt also in alle Bereiche unseres Körpers: die Muskeln, die Stoffwechselvorgänge und unser Gehirn.

Noch gravierendere Zahlen aus Deutschland liefert die Bundesanstalt für Arbeitsschutz und Arbeitsmedizin. Die Deutschen sitzen demnach sogar zehn bis 15 Stunden am Tag. Betroffen und verantwortlich dafür sind verschiedene Berufsgruppen. Den Großteil machen 17 Millionen Menschen in Büros aus. Weitere vier Millionen arbeiten an Maschinen und Produktionsbändern sowie mehrere Hunderttausend an Lenkrädern von Bus und Bahn oder in anderen Beförderungsbranchen.

Zu wenig Bewegung

Neben Forschungen zum Thema Sterblichkeit gibt es ständig weitere Erkenntnisse zu unserem Lebensstil. Eine Umfrage von Canada Life Deutschland und dem Meinungsforschungsinstitut Toluna zeigt, dass in der Altersgruppe zwischen 40 und 55 Jahren 60 Prozent der Deutschen wenig bis gar keinen Sport treiben. Als Hauptgründe dafür gaben die Befragten Mangel an Motivation und Zeit an. Bei einem Drittel der Befragten gab es bereits gesundheitliche Einschränkungen, die den Sport gar nicht erst möglich machen. Kein Wunder: Wenn man bis zu 15 Stunden am Tag sitzt, muss es ja an Zeit fehlen, und den dadurch komplett ermüdeten Körper noch zu bewegen, kostet zu viel Motivation.

Das funktioniert ähnlich wie bei einem Auto, das Sie anschieben. Immer wenn es steht, kostet es mehr Kraft, es ins Rollen zu bringen, als wenn man kontinuierlich anschiebt und den Wagen am Rollen hält. Gleiches gilt für sportliche Aktivität allgemein. Der Beginn ist immer etwas aufwendiger, als wenn Sie regelmäßig Sport treiben.

Langes Sitzen ist Grund und Auslöser für Schmerzen.

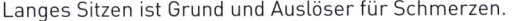

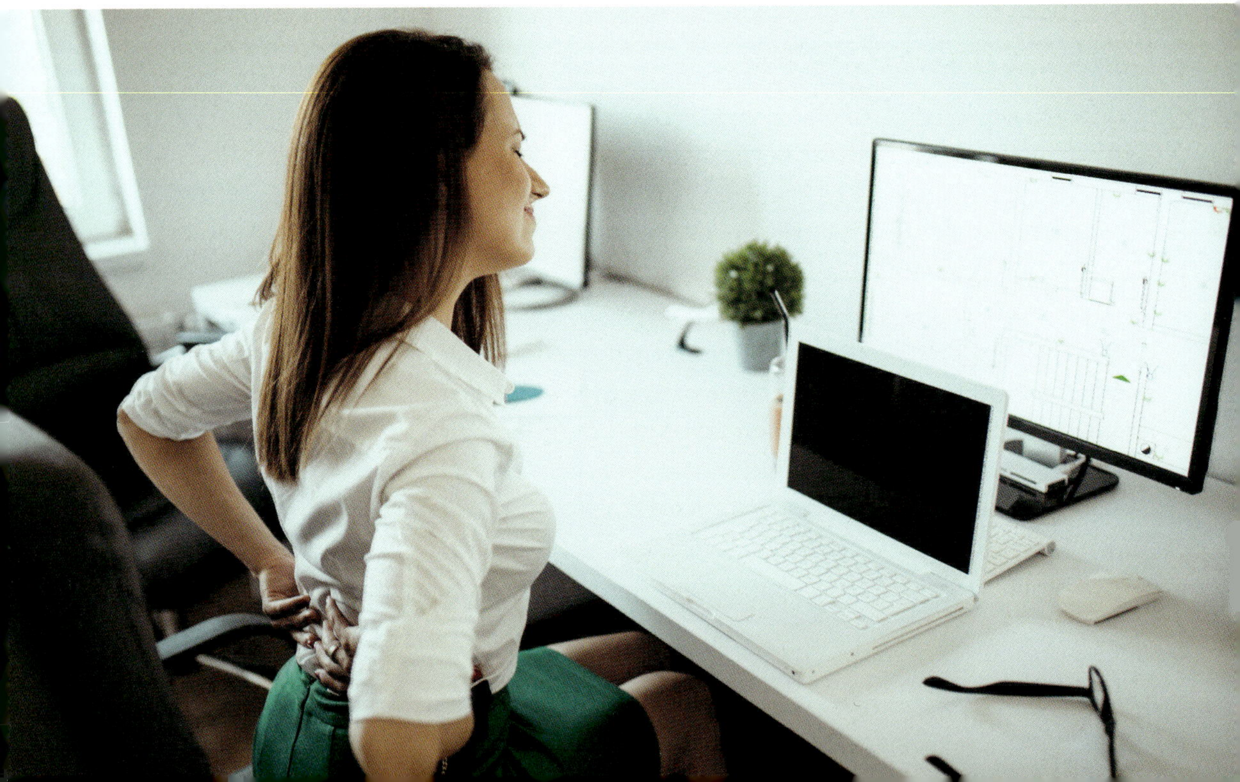

Sport am Abend hilft nicht

Dass Bewegung wichtig sein könnte, wissen immerhin die meisten Deutschen – es fehlt »nur« die Umsetzung. Trotzdem hetzen viele dann noch schnell nach Arbeitsschluss ins Fitnessstudio oder andere Bewegungseinrichtungen, um sich fit und gesund zu halten. Dass dort viele Übungen ebenfalls im Sitzen ausgeführt werden, dringt dabei gar nicht mehr ins Bewusstsein.

Leider funktioniert dieser Kompensationsversuch über Aktivität nach Dienstschluss nicht, denn es ist nicht die Summe der Inaktivität, die den Schaden verursacht, sondern die Dauer ohne Unterbrechung. Dass Sitzen ungesund sein könnte, ist kein Geheimnis. Schon 1980 formulierte der Chirurg und Wirbelsäulenspezialist Herbert Junghanns in seinem Buch *Die Wirbelsäule in der Arbeitsmedizin*: »Sitzen ist und bleibt die schlechteste Haltung für den menschlichen Körper.«

Die Hoffnung auf eine langfristig gesundheitsfördernde Wirkung ist der Hauptgrund, warum Menschen sportlich aktiv sein wollen. An zweiter und dritter Stelle folgen das eigene Wohlbefinden und das Naturerlebnis. Leider leben wir Deutschen hier etwas zu sehr in der Gegenwart und hoffen auf die Zukunft. Bewegung ist aber immer ein Echtzeiterlebnis, dessen Wirkung auch schnell wieder verpufft. Ohne Regelmäßigkeit führt sie nicht zum Erfolg.

Sitzen – Tod auf Raten

Die Fakten liegen vor uns. Wir sitzen zu viel, bewegen uns deshalb zu wenig und verlieren auch noch die Lust an der Bewegung. Daran, dass wir krank werden, sind wir selbst schuld. Wenn wir es schaffen, das Problem Sitzen in den Griff zu bekommen, indem wir weniger sitzen, werden wir mehr Lust auf Bewegung bekommen, denn unser Körper bleibt aktiv. Möglichkeiten dazu gibt es genug. Starten Sie also nicht mit der Idee, einen Marathon zu laufen, wenn Sie etwas ändern möchten, sondern stehen Sie einfach häufiger auf. Überlassen Sie Ihren Körper nicht mehr komplett im Sitzen sich selbst, sondern nutzen Sie ihn wieder als das, was er ist: ein Motor für Bewegung. Mit Muskeln, die Sie dorthin bringen können, wohin Sie möchten.

Sitzen war früher ein Privileg der Höhergestellten vor ihren Untertanen. In der modernen Welt ist das anders, wir sind alle Könige. Sitzmöglichkeiten, wohin man schaut, und wenn keine Sitzoption vorhanden ist, sind wir kreativ genug, andere Gegenstände dafür umzufunktionieren. Hauptsache, wir stehen nicht. Stehen scheint überhaupt recht uncool zu sein in einer Welt, die auf Sitzen ausgerichtet ist. Immerhin wird mit Sitzmöbeln Geld verdient. Bei Stehtischen fängt dies gerade erst an und diese Ausnahmemöbel werden auch nur zusätzlich zum Sitzmöbel angeboten. Sitzen ist viel zu normal – so wie Rauchen einmal selbstverständlich war und man sich zum Rauchen traf wie zu einem Date. Nur weil es alle machen, ist es jedoch nicht automatisch gesundheitlich unbedenklich. Hier liegt eine weitere Parallele zum Rauchen der letzten Generation. Unreflektiert, ohne die Langzeitschäden zu kennen, war es cool und verbindend, gemeinsam zu rauchen. Aber wenn es zu viel wird, steigt das Gesundheitsrisiko.

Sitzen ist nicht lebensnotwendig oder essenziell für unser Dasein, und dennoch sitzen wir ständig und überall, fast als seien wir süchtig danach. Über solche alltäglichen Dinge wird kaum noch nachgedacht, wir führen sie unbewusst durch. Manchmal dringen sie aber noch in unser Bewusstsein, zum Beispiel wenn wir in einem total überfüllten Bus oder im Auto in eine Position gequetscht werden, in der fast keine Bewegung mehr möglich ist. Dann wird uns klar, dass Sitzen deutliche Schmerzen in den Gelenken, den Muskeln und an den Auflageflächen hervorrufen kann. Gleiches gilt für besonders harte Sitzflächen, auf denen man unruhig hin- und herrutscht, um die Belastung zu variieren und den Druckschmerz zu lindern. Bei unseren luxuriösen und gepolsterten Sitzflächen treten diese Art von Sitzschmerzen so in der Regel nicht auf, da wir genügend Bewegungsspielraum und Dämpfung haben.

Menschen sind ein hochkomplexes System mit dem Gehirn als Steuerzentrale. Diese Zentrale steuert die 600 Muskeln unseres Organismus, um unsere 200 Knochen, die Gelenke bilden, zur Bewegung zu befähigen. Bewegung ist also das Ergebnis eines sehr komplexen Zusammenspiels. Ohne Bewegung schaden wir den Muskeln, den Gelenken und letztendlich auch dem Gehirn. Vom Sitzen als Tod auf Raten zu sprechen, ist nicht ganz unberechtigt.

WIDER DIE NATUR

Es gibt keine Sitzmuskeln in unserem Körper. Keiner der 600 Muskeln unseres Organismus wird im Sitzen so beansprucht, wie er seiner Natur nach funktionell arbeiten sollte.

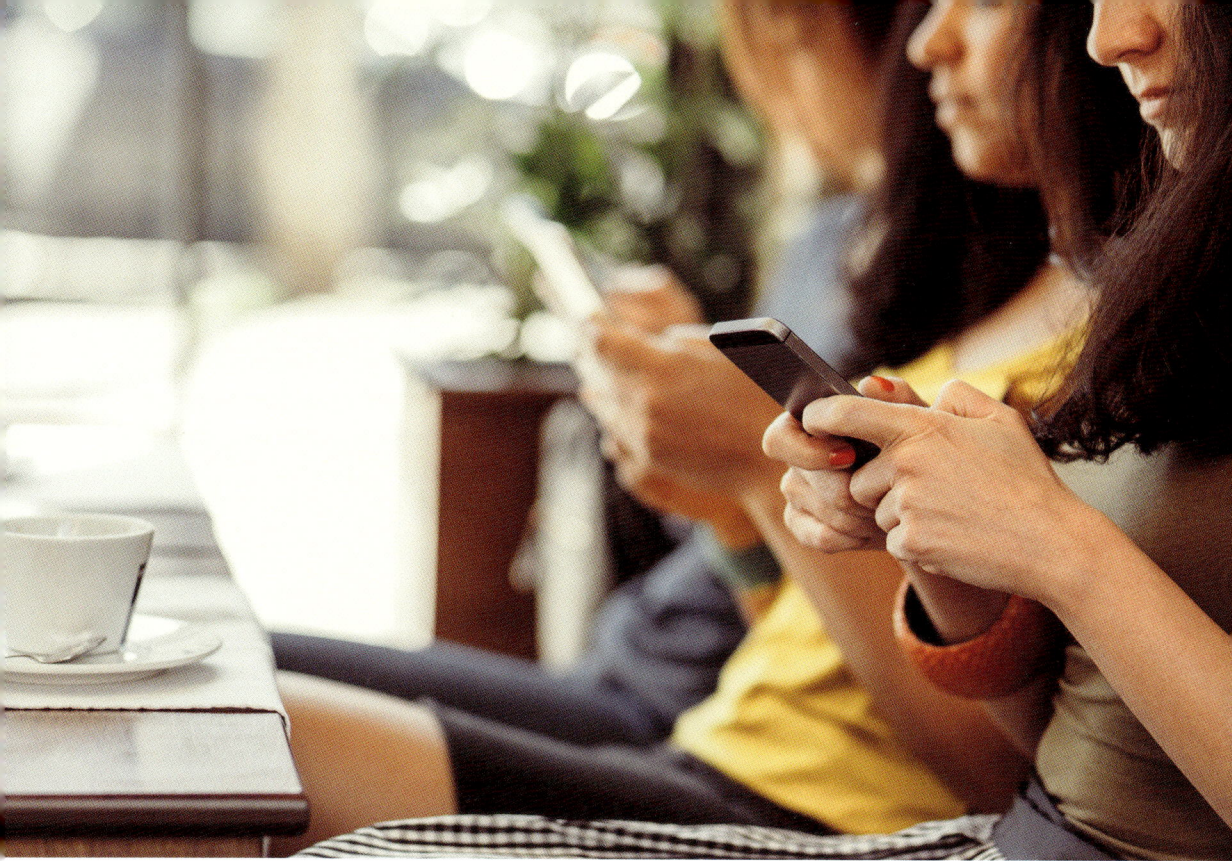

Digitale Kommunikation — ob Fluch oder Segen liegt in unserer Hand.

Digitale Kommunikation – die Wurzel allen Übels?

Der moderne Arbeitsplatz ist mit allerlei Technik ausgestattet, die vor allem der Kommunikation beziehungsweise Informationsverarbeitung dient. Seit den 1980er-Jahren hat sich mit der Erfindung der Computer nicht nur die Ausstattung der Arbeitsplätze geändert, sondern auch das Arbeitsverhalten und der Arbeitsalltag insgesamt.

Durch Internet und E-Mail-Kommunikation haben sich diese Veränderungen spürbar beschleunigt und in unserer heutigen Zeit mit Smartphones, Laptops und Social-Media-Netzwerken durchdringt die digitale Kommunikation nun komplett unseren Lebensalltag. Sie fesselt uns im wahrsten Sinne des Wortes. 150 Blicke aufs Smartphone pro Tag sind zu viel! Im Büro fordern wir große Bildschirme und eine ergonomische Ausstattung, um die Augen und den Körper zu schonen – und im privaten Bereich glotzen wir auf Minimonitore.

Möglich geworden ist dieser enorme Einschnitt in unser Leben durch den technischen Fortschritt, der weiter von uns vorangetrieben wird. Wir verändern damit unser Leben in einer atemberaubenden Geschwindigkeit, ohne zu wissen, wo das alles hinführen kann. Denn der technische Fortschritt hat für unseren menschlichen Körper, der von der Natur für andere Lebensumwelten geschaffen wurde, erhebliche Nachteile.

Laut Statistischem Bundesamt nutzen über alle Branchen hinweg 55 Prozent aller Berufstätigen in Deutschland einen Computer mit Internetzugang und fast ein Fünftel ein tragbares Gerät mit Internetkommunikation. Und wir sprechen hier nicht nur über IT-Freaks, sondern über alle Arbeitsgebiete! Andere Umfragen kommen sogar zu deutlich höheren Nutzungsraten, sodass zukünftig von einer nahezu flächen- und arbeitsplatzdeckenden Computerisierung ausgegangen werden kann. Die Welt wird nicht digital, sie ist es bereits.

Neben den vielen (wirtschaftlichen) Vorteilen wie einem besseren und schnelleren Informationsaustausch ohne Zeitverlust und neuen Arbeitsplätzen in neuen Branchen gibt es aber auch Nachteile. Letztendlich bearbeiten und tauschen wir nur noch Informationen über eine Vielzahl an Kanälen aus. Diese Tatsachen machen auch vor dem privaten Bereich nicht halt. Sie verändern damit nicht nur das Arbeitsleben und Verhalten, sondern auch das private Umfeld.

Der Umgang mit Informationen und Kommunikation am Arbeitsplatz ändert sich. Einen Großteil der Zeit verbringen viele Beschäftigte damit, E-Mails zu schreiben sowie

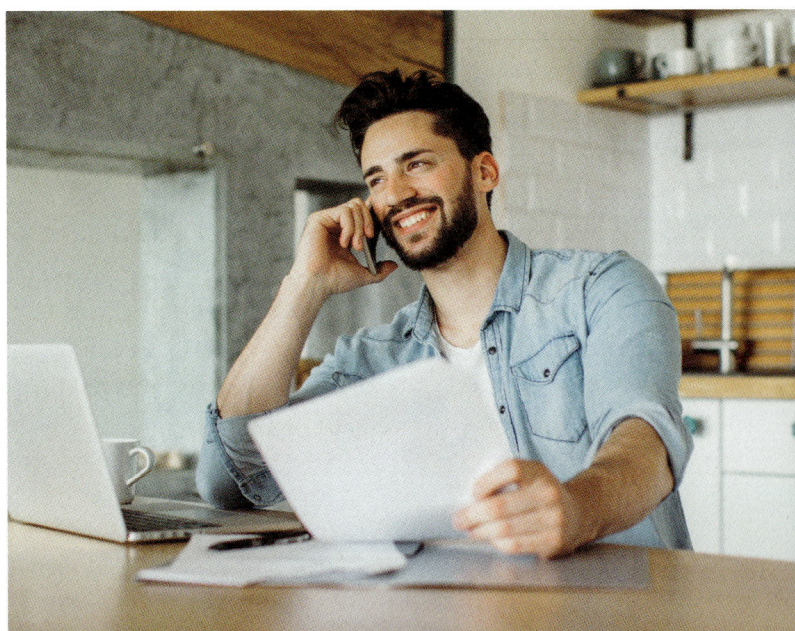

Zuhause lebt und abeitet es sich gesünder.

im Internet zu recherchieren. Tätigkeiten wie Informations- und Kommunikationsmanagement werden zunehmend wichtiger im Berufsleben. Viele Firmen reagieren auf die Flut an Informationen mit eigenen Kommunikationsplattformen. Ja, manche Gewerkschaften haben als Gegenbewegung schon temporäre Serverabschaltungen durchgesetzt, um die Mitarbeiter vor der kompletten digitalen Vereinnahmung zu schützen.

Gesundheitspotenzial Homeoffice

Mit dem digitalen Fortschritt wird auch orts- und zeitunabhängiges Arbeiten möglich – eine große Chance für mehr Flexibilität, beispielsweise für Mütter. Arbeitswege werden reduziert, Zeit kann eingespart oder anders eingeteilt werden, bewegte Arbeitspausen, zum Beispiel zum Einkaufen, können problemlos eingebaut werden. Im häuslichen Umfeld kann man das Sitzen leichter unterbrechen. Gesundheitlich wäre das ein großer Schritt, den viele Mitarbeiter gerne gehen würden, denn die Vorteile liegen auf der Hand.

Doch im Vergleich zu fortschrittlichen Staaten wie Schweden liegen wir in Sachen Homeoffice weit zurück. Deutschland liegt bei der Heimarbeit unter dem EU-Durchschnitt, selbst hinter Frankreich und England. In Ländern wie den Niederlanden gibt es gar einen Rechtsanspruch, der Erwerbstätigkeit von zu Hause aus nachgehen zu können. Bei uns vertrauen Firmen ihren Mitarbeitern wohl noch nicht genug, um möglichst viele Arbeitsplätze durch Homeoffice-Jobs zu ersetzen. Hier liegt gesundheitlich betrachtet ein großes Potenzial, das noch nicht ausreichend genutzt wird.

Digitale und mobile Technologien haben unsere Arbeitswelt und unsere privaten Lebensbereiche verändert. Sie haben aber auch das Potenzial, die Arbeit und das private Lebensumfeld positiv zu beeinflussen. Eine Erhöhung der Lebensqualität mit mehr Bewegung ist aber nur bei perfekter Nutzung möglich. Denn das flexible und entgrenzte Arbeiten ist mit hohen Anforderungen an die zeitliche Selbstorganisation der Einzelnen verbunden. Es besteht ein großes Risiko, dass die Grenze zwischen Beruf und Privatleben zunehmend verschwindet. Es könnte zu einer noch stärkeren Bindung an die Geräte mit noch mehr Bewegungsarmut kommen – auch wenn die Nutzung von Wearables der aktuell stärkste Fitnesstrend im Markt ist. Diese Geräte messen Bewegung und sollen so dazu motivieren, sich mehr zu bewegen (noch besser wäre es, wenn diese Geräte lange Inaktivität beim Sitzen verhindern könnten, indem sie Echtzeitdaten dessen, was im Körper passiert, melden könnten). Leider hält die Motivation durch diese Tools meist nicht lange an, sodass letztlich keine richtigen Effekte erzielt werden.

Rückzugsgebiete fehlen

Wer immer und überall, zu jeder Tages- und Nachtzeit erreichbar ist, verliert seine Rückzugsgebiete. Es fehlen natürliche Pausen, die für den Menschen sehr wichtig sind. Neben dem Nachtschlaf sind mentale Pausen unabdingbar, um auch einmal abschalten zu können. Der aktiven Pausengestaltung muss mehr Zeit eingeräumt werden, um sich nicht zu überlasten. Die Unterbrechung der Sitzzeit wäre dazu eine ideale Maßnahme – ohne Smartphone in der Hand einfach mehrere Minuten an der frischen Luft zu atmen und immer wieder wahrzunehmen, dass es außer der Arbeit auch noch etwas anderes gibt.

Pendeln – Mobilität ohne Identität

Die zunehmende Mobilität der Bevölkerung hat dazu geführt, dass Berufspendler nicht mehr die Ausnahme, sondern mit einem Anteil von über 50 Prozent mittlerweile fast die Regel sind. In der Stadt zu arbeiten und auf dem Land zu wohnen, hat zwar einige Vorteile. Doch der Arbeitsweg nimmt Zeit in Anspruch und wird auch im Sitzen verbracht. Berufspendler leiden unter anderem auch deshalb häufiger unter psychosomatischen Erkrankungen wie Kopf- und Rückenschmerzen.

Ihnen fehlt zudem noch mehr die Zeit für andere Aktivitäten wie Sport, als es bei anderen Mitarbeitern der Fall ist. Die Teilnahme an gesundheitsfördernden Angeboten des Arbeitgebers ist für Pendler auch aufgrund des Zeitmangels und permanenten Zeitdrucks kaum möglich. Der Anteil von Berufspendlern, die täglich zweimal die Strecke zwischen Wohnort und Arbeitsplatz zurücklegen müssen, steigt stetig an. Dabei muss zwischen dem Pendeln mit dem Auto und mit öffentlichen Verkehrsmitteln differenziert werden. Beides beinhaltet unterschiedliche Stresskomponenten.

Mobilität hemmt Mobilität

Wir sind zwar sehr mobil geworden, was unsere Möglichkeiten in Bezug auf Entfernungen angeht. Wir können fast überall hinkommen, indem wir uns befördern lassen. Dabei sitzen wir aber. Und Sitzen macht unbeweglich. Es scheint so, dass die Mobilität – also die Möglichkeit, sich befördern zu lassen – uns selbst immer unmobiler macht. Dies liegt daran, dass wir bei der Beförderung unseres Körpers im Auto, Zug, Bus oder Flugzeug die meiste Zeit wie im Büro sitzen. Selbst auf dem Fahrrad sitzen wir und beim E-Bike müssen wir kaum noch selbst strampeln. Sitzen hemmt die Beweglichkeit und lässt unsere Muskeln verkümmern. Das allumspannende Netzwerk an Beförderungsmöglichkeiten für einen Körper ist also eine weitere Ursache für unseren schlechten körperlichen Zustand.

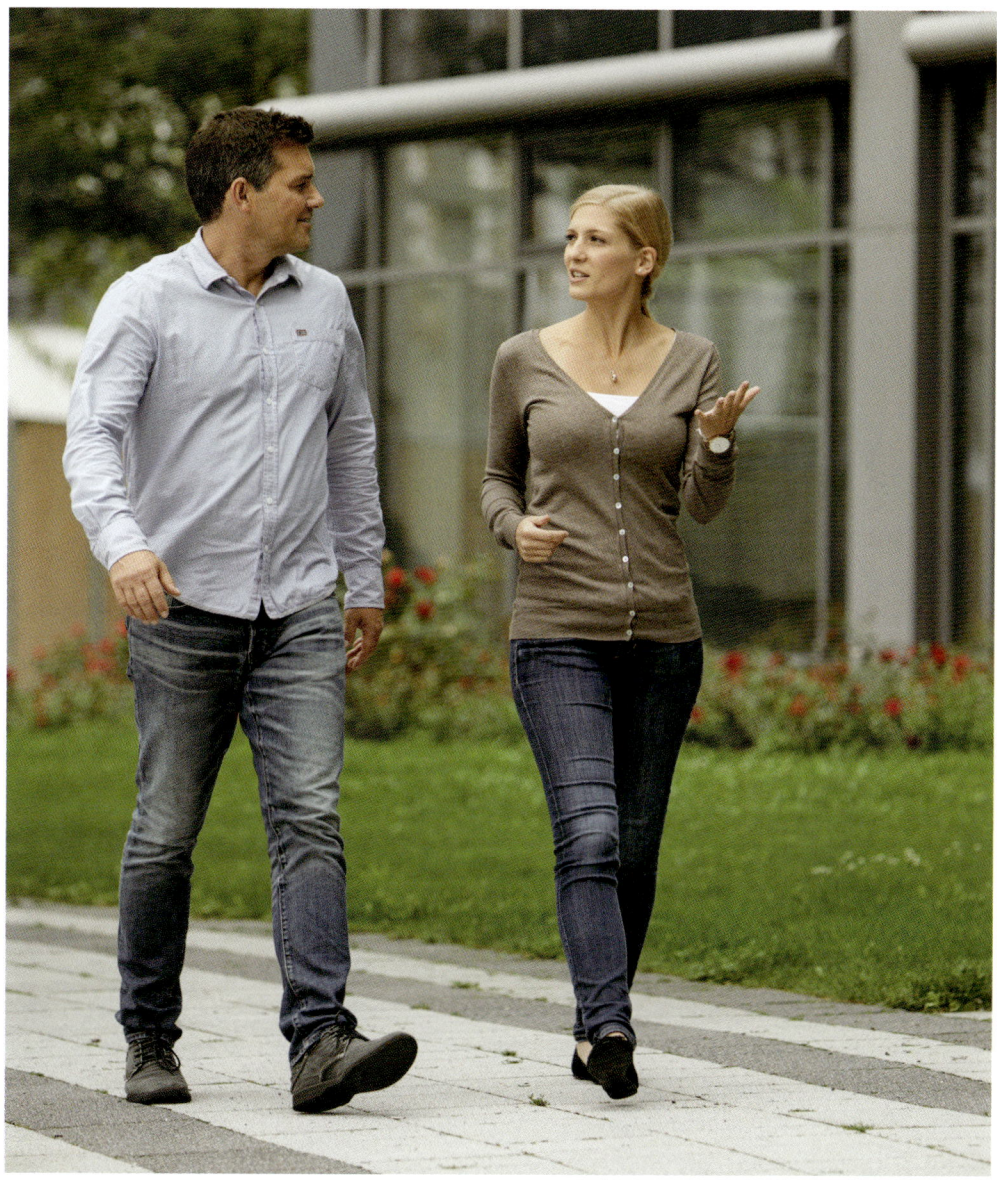

Unsere beste Form der Mobilität sind unsere zwei Beine — diese in der Mittagspause einfach mal zu benutzen, ist ein erster Schritt zu einer besseren Gedundheit.

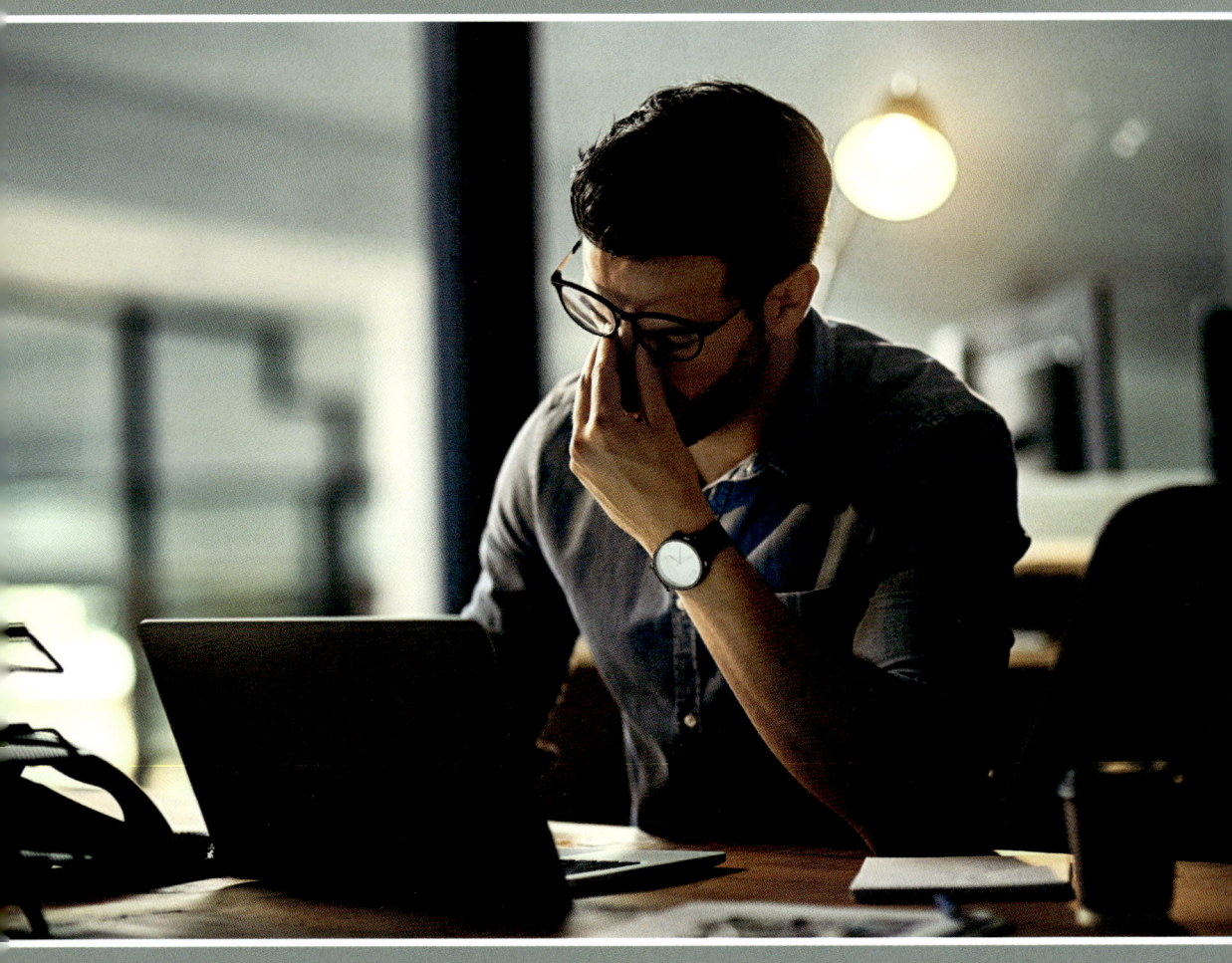

RISIKEN UND PROBLEME DES SITZENS

Ein Stuhl und ein Rücken an sich sind keine Probleme. Auch nicht das gelegentliche Sitzen, denn unser Körper ist von Natur aus höchst flexibel und variabel und passt sich Umgebungssituationen an. Dieses SAID-Prinzip (Specific Adaptation to Imposed Demands) ist in unseren Genen verankert. So wie sich die Leber aber auch nur bedingt und eine Zeit lang an höheren Alkoholkonsum anpassen kann, bevor sie komplett versagt, sind unser Muskel-Skelett-System und andere Systeme nicht in der Lage, Anpassungen vorzunehmen, die uns gegen die negativen Konsequenzen des Sitzens wappnen.

Rücken- und Gelenkbeschwerden

Die anatomisch-funktionellen Fakten zum Thema Sitzen und zu den negativen Auswirkungen von Positionen, in denen man lange unbewegt verharrt, sind seit vielen Jahren bekannt. Sie wurden in der Physiotherapie schon vor langer Zeit ausführlich beschrieben. Auf jede neue Statistik zu Arbeitsunfähigkeitstagen, bedingt durch Probleme des Muskel-Skelett-Systems, folgt immer wieder ein Aufschrei und Konsequenzen werden gefordert. Leider ohne nennenswerten Erfolg.

Muskuläres Ungleichgewicht

Wenn wir eine Haltung oder eine Bewegung über einen längeren Zeitraum einnehmen oder ausführen, dann passt der Körper sich dem spezifisch an, und zwar unabhängig davon, ob das gut oder schlecht für uns ist. Vladimir Janda hat bereits in den 1990er-Jahren ausführlich beschrieben, wie die Muskeln der Körpervorderseite und -rückseite miteinander interagieren beziehungsweise welche negativen Anpassungen zu muskulären Ungleichgewichten führen. Beide von ihm beschriebenen Syndrome, das obere und das untere, korrespondieren zum Thema langes Sitzen perfekt und beschreiben sowohl die Zusammenhänge als auch die nötigen Konsequenzen. Bei Frauen verstärken hohe Schuhe und bei Männern große Bäuche das muskuläre Ungleichgewicht noch mehr.

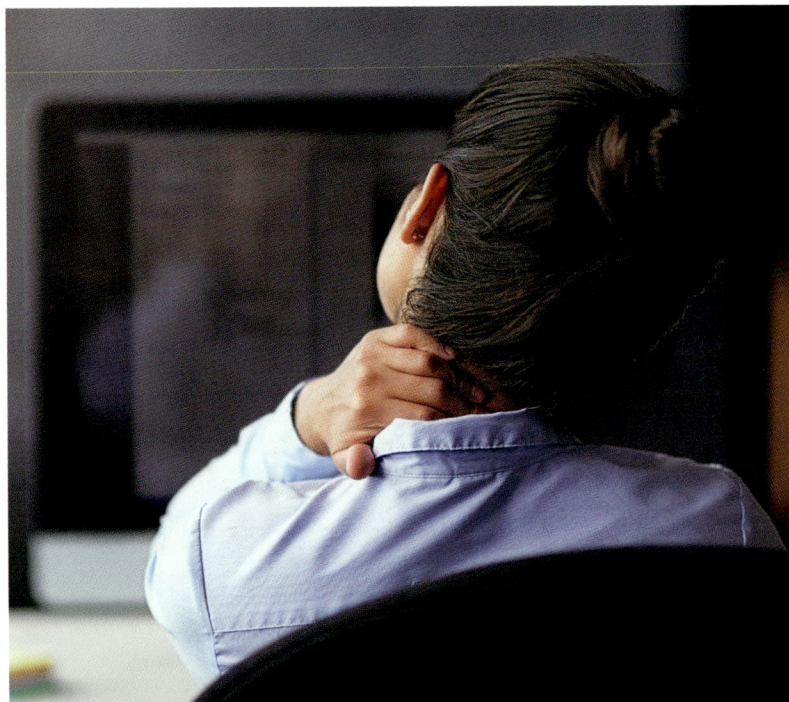

Sitzen verstärkt muskuläres Ungleichgewicht.

Die Muskeln der Körpervorder- und -rückseite arbeiten zusammen, um den Körper aufzurichten. Überaktivierte Muskeln rufen entsprechende Reaktionen in anderen Muskeln hervor. Sind nun beispielsweise die Muskeln des oberen Rückens überdehnt und gestresst durch stundenlanges, nach vorn gebeugtes Sitzen, geht das einher mit gehemmten und unbeweglich werdenden Muskeln der Oberkörpervorderseite, in diesem Fall der Brustmuskulatur. Eine schwache Bauchmuskulatur korrespondiert im unteren Körpersegment mit einer abgeschwächten Gesäßmuskulatur, deren Ursache die Beugung der Hüfte im Sitzen ist. Deshalb ist ein reines Bauch- oder Rückenmuskeltraining bei Rückenproblemen viel zu kurz gedacht. Denn Muskeln müssen in ihrer Gesamtfunktionalität zueinander trainiert werden.

Zentrale Achsen des Körpers sind die Schulterachse und die Hüftachse. Beide Achsen sollten in einer Linie stabilisiert werden. Sitzen zerstört komplett die Logik unseres natürlichen Körperaufbaus. Deshalb kann nur ein Unterbrechen des dauernden Sitzens die Lösung sein, um die Muskeln immer wieder in ihrer natürlichen Funktion zu nutzen und Dauerschäden zu vermeiden. Begünstigend wirken auch folgende Fakten: Allgemein verfügen viele Menschen meist über eine zu gering ausgeprägte Rumpfkraft, da sie nichts dafür tun. Regelmäßige körperliche Arbeit oder ein gezieltes, funktionell ausgerichtetes ganzkörperorientiertes Rumpfkrafttraining würden helfen. Ein zu hohes Körpergewicht und fehlende Flexibilität begünstigen ebenfalls das Auftreten der durch Sitzen verursachten Probleme. Die Lösung liegt also nicht nur im richtigen oder im zeitlich reduzierten Sitzen. Ohne ein zusätzliches Muskeltraining geht es nicht.

Hüftbeugung

Die Hüfte ist ein Gelenk, das die Beine mit dem Rumpf verbindet. Dieses Gelenk kann gebeugt und gestreckt werden. Beide Hüftgelenke können dabei die gleiche oder eine unterschiedliche Position einnehmen. Eines kann gestreckt und das andere gebeugt sein. Eine Funktionalität, die für uns Menschen bei der Fortbewegung im Gehen und Laufen und allgemein in der Auseinandersetzung mit der Schwerkraft essenziell ist. Im Sitzen nehmen wir eine beidseitig gebeugte Hüftposition ein. Das ist an sich noch nicht schlimm, da dies bei einer Ausholbewegung für einen Sprung auch so ist. Beim Sprung sind die Muskeln aber aktiv. Beim Sitzen ist die Hüfte passiv gebeugt! Die Muskeln, die sonst die Beine an den Rumpf annähern, arbeiten dabei nicht aktiv. Stundenlanges Verharren in dieser Position führt zur Anpassung der Hüftbeugemuskeln und der anderen damit interagierenden Gewebe.

36 RISIKEN UND PROBLEME DES SITZENS

Die betroffene Muskelgruppe der Hüftbeuger, der große Lendenmuskel, ist alles andere als einfach aufgebaut. Es handelt sich um eine hochkomplexe Muskelgruppe, die unter anderem das Bein nach vorn anheben kann und damit das Gehen und Laufen erst ermöglicht. Die Gesamtbeweglichkeit der Hüftgelenke wird durch diese Muskeln maßgeblich mitbestimmt. Diese Muskelgruppe ist im Sitzen jedoch permanent unterfordert. Sie wird sich auf Dauer verkürzen und zugleich ihre Kraft verlieren.

Diese Muskelgruppe, der viele Funktionen im Bereich der inneren Organe und sogar Verbindungen zur Psyche nachgesagt werden, ist zum Glück (oder vielmehr: leider) nicht schmerzanfällig. Das kann man von den funktionellen Gegenspielern, der unteren Rückenmuskulatur, die gegen die festen Hüftbeuger gegenhalten muss, nicht behaupten: Diese neigen schneller zu Ermüdung und Verspannungen und senden dann Schmerzsignale aus. Vielen Menschen ist dieser Zusammenhang nicht klar.

Schauen Sie sich auf der anatomischen Darstellung einmal genau an, wie diese Muskelgruppe an der Innenseite der Wirbelsäule Ihren Ansatzpunkt findet. Der große Lendenmuskel wird auch als »Muskel der Seele« oder allgemein als Wahrnehmungsorgan des ganzen Körpers bezeichnet. Er erfährt in vielen traditionellen ostasiatischen Bewegungs- und Kampfsportlehren besondere Beachtung. Vielleicht liegt in einer komplexeren, tieferen Betrachtung und Interpretation dieser Muskelgruppe in Bezug auf das Sitzen ein erhebliches Potenzial für unsere westliche Zivilisation, der häufig komplexe Sichtweisen »nicht konkret genug« sind.

Der Psoasmuskel leidet besonders durchs Sitzen.

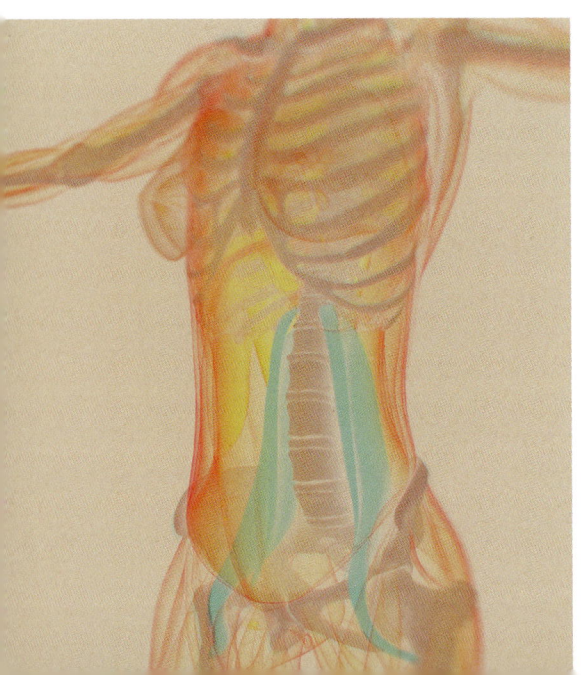
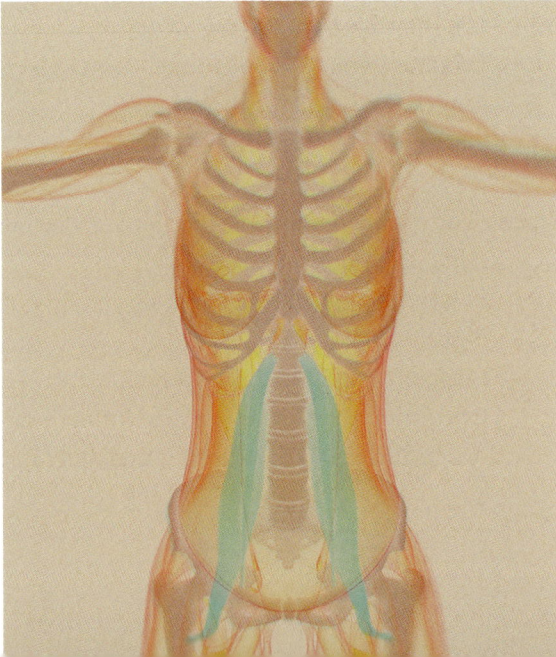

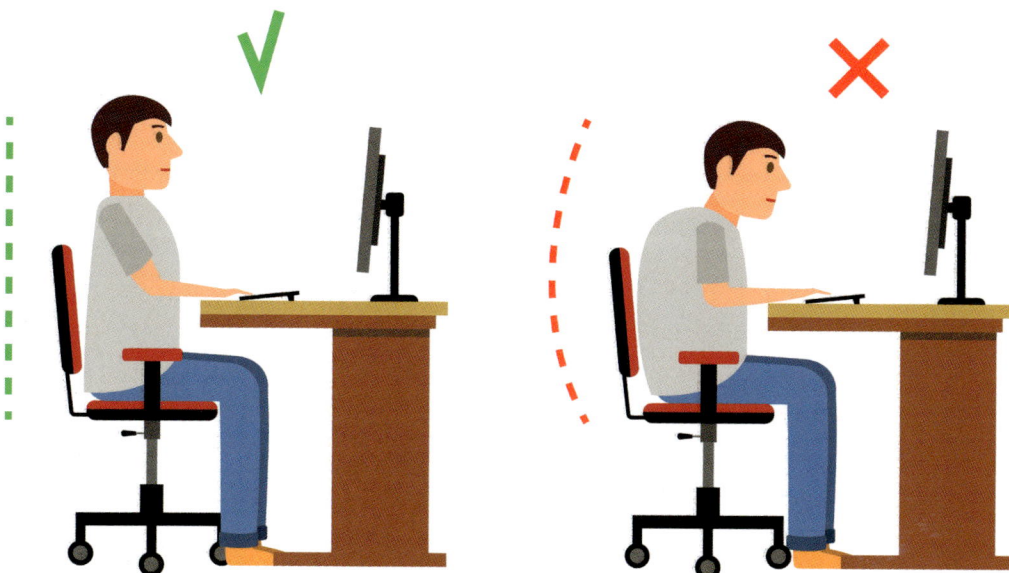

Der tägliche Kampf des Rückens gegen die Schwerkraft

Einige konkrete Veränderungen beziehungsweise Risiken, die eine verkürzte und gestresste Hüftbeugemuskulatur mitbedingen kann, sind:
- Schnellere Ermüdung des Nervensystems
- Eingeschränkte Konzentrationsfähigkeit
- Geringere Fließgeschwindigkeit des Blutes
- Schlechtere Nährstoffversorgung
- Hormonelle Schwankungen
- Erhöhter Blutzuckerspiegel
- Erhöhter Stresshormonspiegel (Cortisol)
- Eingeschränkte Darmfunktion
- Geschwächtes Immunsystem

Zu den Vorteilen einer gut funktionierenden großen Lendenmuskulatur gehören:
- Bessere Hüftbeweglichkeit
- Bessere Stabilität des Rumpfes
- Bessere Haltung
- Bessere Wirbelsäulenaufrichtung
- Optimale Bedingungen zur Funktion der inneren Organe
- Ausgeglichenes Körpergefühl und mentale Stärke

Beugung der Brustwirbelsäule

Eigentlich völlig normal, dass die Brustwirbelsäule leicht nach vorn geneigt wird, wenn wir im Sitzen mit nach vorn gerichteten Armen vor einem PC-Monitor sitzen oder an der Tastatur arbeiten. Alles ist nach vorn gerichtet und die Schwerkraft tut ihren Teil dazu. Beim Gehen und Laufen hätte man zumindest teilweise einen Arm hinter dem Körper und dabei eine leichte Rotationsbewegung in der Wirbelsäule. Zum Glück bremsen uns unsere Muskeln, damit der Kopf nicht noch auf der Tastatur aufschlägt.

Durch die Beugung der Brustwirbelsäule, die physiologisch eigentlich eine andere Position einnimmt, als sich zu runden, entstehen Druckbelastungen auf die Bandscheiben. Der Brustkorb kann nicht mehr getragen werden, er hängt. Dies überdehnt auf der Rückseite des Rückens die Muskulatur, wodurch sie vorn komplett verkümmert und sich verkürzt. Eine aktive Aufrichtung wird immer schwerer. Unser kompletter Schultergürtel ist nur muskulär mit der Wirbelsäule verbunden. Ist diese gebeugt, dann hängt alles andere an ihr und zieht sie noch weiter nach vorn.

Wir beugen uns dem Sitzen — Ursache für vielerlei Probleme.

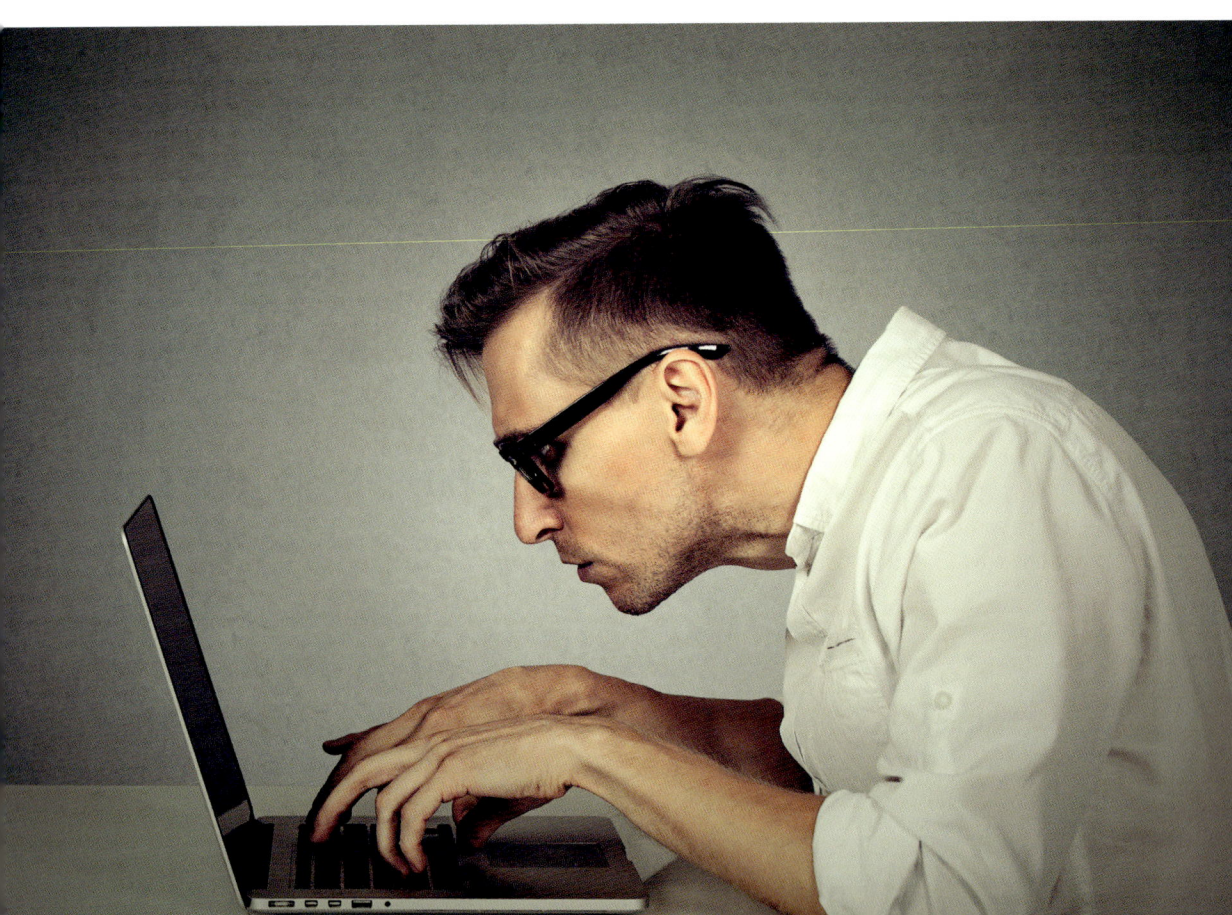

Hängender Kopf

Wenn wir am PC arbeiten, dann richten sich unsere Augen meistens auf den Monitor. Dabei soll die oberste Lesezeile auf Höhe der Augen stehen. Diese ergonomische Richtlinie interessiert aber unsere Wirbelsäule und die aufrichtenden Muskeln nicht. Um trotzdem den Monitor zu sehen, heben wir den Kopf, der sich nicht über der Wirbelsäule befindet, mithilfe der Halswirbelsäule an. Daraus ergibt sich eine permanente Überlastung der Nackenhaltemuskulatur, die nachgewiesenermaßen auch Ursache für Kopfschmerzen sein kann.

Aus den vorgenannten anatomischen Veränderungen ergibt sich eine Art »Geierhaltung«, die Ursache für vielerlei Probleme sein kann.

SEKRETÄRINNENKRANKHEIT UND MAUSARM

Eine mittlerweile typische Berufskrankheit ist der sogenannte Mausarm oder die Sekretärinnenkrankheit. Dabei treten unspezifische Verspannungen und Schmerzen auf, die von der Hand bis zur Schulter-Nacken-Region reichen können.

Ursache sind sich wiederholende Tätigkeiten mit geringer Belastung der Strukturen. Durch die dauerhafte Belastung entsteht dabei das RSI-Syndrom (Repetetive Strain Injury, Verletzung durch wiederholte Belastung), das individuell sehr unterschiedlich starke Beschwerden hervorrufen kann. Dauerhafte kleine Bewegungen ohne große Anstrengung, wie sie bei der Nutzung einer Maus am PC-Arbeitsplatz typisch sind, sind dafür verantwortlich, dass die Strukturen permanent gereizt werden, bis sie entzündlich oder mit Schmerzen darauf reagieren. Es handelt sich dabei um keine echte Verletzung der Strukturen – der Schmerz tritt trotzdem auf.

Büroangestellte sind in der Regel keinen Tätigkeiten ausgesetzt, die hohen Aufwand körperlicher Kraft voraussetzen. Ihre Aktivitäten enden körperlich eher in minimalen muskulären Bewegungen der Unterarmmuskulatur beim Eingeben von Daten über Maus und Tastatur. Regelmäßige und gezielte Ausgleichsbewegungen (Streck- statt Beugeaktivität) könnten analog der einseitigen Sitzproblematik helfen. Diese RSI-Syndrome lassen sich diagnostisch schwer erfassen, bedeuten aber für die Betroffenen individuellen Leidensdruck. Abzugrenzen davon sind diagnostisch besser zu erkennende Erkrankungen der Handgelenksregion wie dem Karpaltunnelsyndrom oder einer akuten Sehnenscheidenentzündung, die unter dem Begriff »cumulative trauma disorders« (CTD) im Arbeitsleben Eingang gefunden haben.

Rückenschmerzen

Die beschriebenen Veränderungen kulminieren in einem einzigen Wort: Rückenbeschwerden. Fast jeder kennt sie, drei Viertel aller Bundesbürger leiden gelegentlich daran. Unsere Wirbelsäule hat die Aufgabe, uns zwischen Schulter und Hüftachse zu stabilisieren, den Oberkörper und den Kopf zu tragen und Kraftwirkungen der Beine und Arme zu ermöglichen – das alles bei maximaler Beweglichkeit und einem sehr komplexen anatomischen Aufbau. Dass dies nicht funktionieren kann, wenn die Muskel-Skelett-Strukturen durch zu langes Sitzen beeinträchtig sind, sollte mittlerweile jedem klar sein.

Wer zu viel sitzt, ruiniert aktiv seine Anatomie und wird mit Rückenbeschwerden dafür bestraft. Unsere hochtechnologische Medizin hat dafür eine umfassende Diagnostik und vielerlei Therapien entwickelt, um des Schmerzes Herr zu werden. Leider schafft sie es aber nicht, die Ursache – den Bewegungsmangel durch Sitzen – effektiv zu bekämpfen. Die mit über 80 Prozent am häufigsten anzutreffende Diagnose ist deshalb der unspezifische Rückenschmerz, dem keine erkennbare Ursache zuzuordnen ist und der auch fast immer von allein wieder verschwindet. Das größere Problem ist immer der akute Schmerz. Er ist durchaus zu behandeln, würde aber ebenfalls meist von allein verschwinden. Die nötige Konsequenz eines gezielt veränderten Bewegungsverhaltens bleibt fast immer aus.

Dieses Buch kann Ihre Rettung sein, wenn Sie unter Rückenbeschwerden leiden und die richtigen Konsequenzen daraus ziehen, was Ihr Sitzverhalten angeht.

Gewichtsprobleme

Sitzen schadet nicht nur unserem Muskel-Skelett-System, sondern auch unseren Vitalfunktionen und physiologischen Regelkreisen. Unser Körper besteht aus Muskeln, Knochen, Transportsystemen und Organen für Energie und Sauerstoffversorgung. Alles Anzeichen für ein Leben in und mit Bewegung.

Wer sehr lange in der Geierhaltung sitzt, wird mit seiner Haltung auch innere Organe wie zum Beispiel die Lunge negativ beeinträchtigen. Die Einatmungskapazität nimmt ab und wir haben weniger Sauerstoff zur Verfügung, was wiederum andere Organe wie das Herz und unser Gehirn negativ beeinflusst.

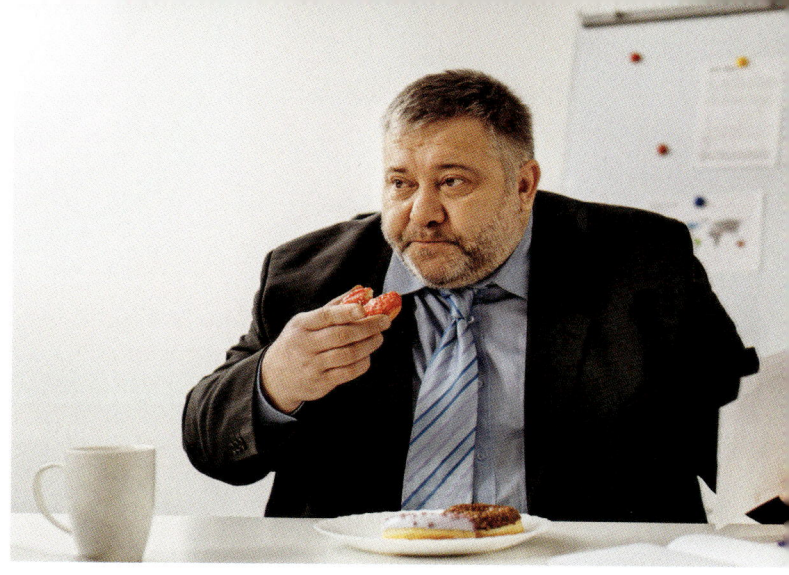

Wer viel sitzt, setzt Fett an.

Ein eingeschlafenes Bein oder ein eingeschlafener Arm lassen einen erleben, wie es sich anfühlt, wenn eine Extremität aufgrund fehlender Versorgung mit Blut und Sauerstoff wie gelähmt ist. Unser Gehirn möchte noch, aber die Muskeln gehorchen nicht mehr. Erst durch langsames Bewegen der »eingeschlafenen« Extremität kommen langsam wieder die Wahrnehmung und die Bewegungsfähigkeit zurück.

Dass wir immer schwerer werden, je älter wir werden, ist auch ein Zusammenhang, der sich während der letzten Jahrzehnte etabliert hat. Das war von der Natur so nicht vorgesehen. Durch die nachlassende Muskelmasse, die bei sich bewegenden beziehungsweise die Muskeln nutzenden Menschen einen deutlichen Anteil am Körpergewicht einnimmt, vermehrt sich das Gewicht mit dem Älterwerden eigentlich von Natur aus nicht. Da der Fettanteil aber immer weiter in die Höhe steigt, wird dieser Effekt mehr als ausgeglichen und deshalb werden wir immer schwerer. Schauen Sie sich doch einmal bei Ihnen im Büro um! Erkennen Sie diesen Zusammenhang? Oder bemerken Sie ihn eventuell auch schon am eigenen Leib? Ein höheres Gewicht ist für die meisten Menschen zuerst ein optisches Problem. Bleibt dieses Übergewicht aber länger bestehen und nimmt man weiter zu, wird es sehr schnell zu einem ernst zu nehmenden gesundheitlichen Problem.

Fettstoffwechselstörungen und Diabetes

Vor allem die Diagnose Diabetes steigt in unserer Bevölkerung dramatisch an. Der Diabetes mellitus, umgangssprachlich als Zuckerkrankheit bekannt, ist eine Stoffwechselerkrankung, bei der als Hauptsymptom Zucker im Urin nachgewiesen wird. Auch unser Blut ist dabei überzuckert, weil die Regelungsmechanismen des Zuckerstoffwechsels durch das Hormon Insulin nicht mehr funktionieren.

Diabetes tut nicht weh und die gesundheitlichen Folgen können daher lange unentdeckt bleiben. Das Problem beginnt und etabliert sich in unseren Stoffwechselvorgängen. Diese sind darauf ausgelegt, Energie und Sauerstoff zu transportieren. Im Sitzen braucht das niemand. So wie Ihre Muskeln verkümmern, so degenerieren auch Ihr Gefäßsystem und Ihre Stoffwechselvorgänge, wenn sie nicht genutzt werden. Wenn Sie diese Systeme dann auch noch mit Energie überversorgen, nehmen Sie zu und zerstören sich von innen physiologisch selbst. Das hat weitreichende gesundheitliche Beeinträchtigungen zur Folge, von Herzproblemen bis hin zum Tod.

Unsere Stoffwechselsysteme benötigen Bewegung. Nutzen wir unsere Muskeln nicht, benötigen diese auch keine Energie und nehmen keinen Zucker aus dem Blut auf. Es kommt zum Anstieg von Glukose in den Gefäßen. Zur Senkung produziert die Bauchspeicheldrüse Insulin. Bei zu wenig Bewegung und zu viel Zucker im Blut werden die Körperzellen resistent gegen Insulin und die Blutzuckerregulation gerät außer Kontrolle. Der Zusammenhang zwischen der epidemieartigen Ausbreitung des Diabetes und dem sitzenden Lebensstil ist absolut gegeben. Also sollte die Konsequenz neben einer vernünftigen Ernährung mehr Bewegung beziehungsweise weniger Sitzen sein.

Ein Körper in unbewegtem Stillstand oder sitzender Position verändert seine Hormonausschüttung und damit die Hormonverteilung über den Körper schneller als man ahnt. Enzyme, die Fett bearbeiten können (Lipoproteine), sind in Ruhe weniger aktiv als in Bewegung. Nach nur 60 Minuten Sitzen ist die Produktion dieser Enzyme schon stark gedrosselt und um bis zu 90 Prozent verringert. Deswegen ist der Verdauungsspaziergang auch mehr als sinnvoll und weniger Sitzen beim Thema Abnehmen ebenfalls ein wichtiger Faktor. Sitzen verlangsamt alle Stoffwechselvorgänge des Körpers. Wer alle 30 Minuten sein Sitzen unterbricht, hält diese gewichtsregulierenden Stoffwechselvorgänge am Laufen und leistet damit einen wichtigen Beitrag zur eigenen Gewichtsregulation und Gesundheit.

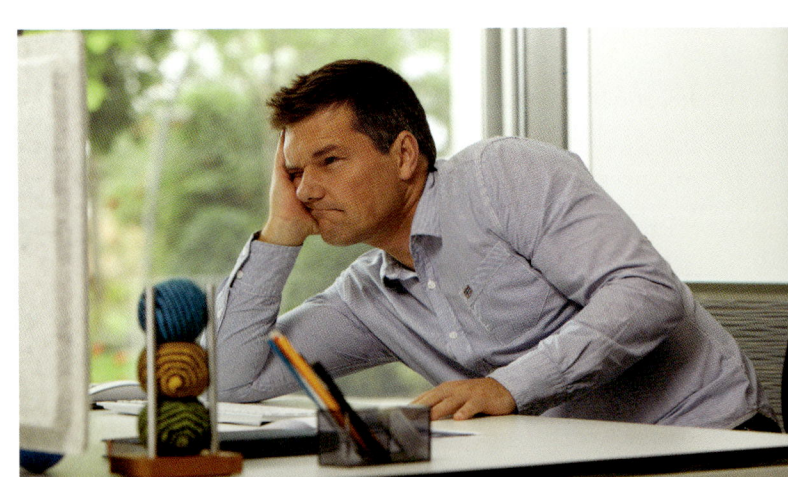

Sitzen ist Stillstand und damit gesundheitlicher Rückschritt.

Konzentrationsschwierigkeiten

Wenn es Ihnen einmal nicht gelingt, sich länger und konzentriert mit etwas zu befassen, oder Sie sich leicht durch äußere Reize ablenken und Ihre Gedanken abschweifen lassen, sind das klare Anzeichen für eine Konzentrationsschwäche. Die Ursachen können unterschiedlicher Natur sein: zu wenig Schlaf, Stress, unzureichende Versorgung mit Mikronährstoffen, verminderte Gehirndurchblutung und vieles mehr. Eine Konzentrationsschwäche kann temporär und völlig harmlos sein, etwa wenn Schlaf- und Bewegungsmangel die Auslöser sind.

Im Sitzen ist die Durchblutung des Körpers eingeschränkt. Dadurch steigt nicht nur das Risiko für Herz-Kreislauf-Probleme, sondern das Gehirn wird nicht ausreichend mit Sauerstoff versorgt. So wie jedes Organ, das unterversorgt ist, leidet die Leistung darunter. Das ständige Fokussieren mit den Augen kann zusätzlich Stress verursachen.

Die fehlende Bewegung des Körpers macht müde und verhindert den Abbau von Stresshormonen. Eigentlich bereitet sich der Körper mit diesen Stresshormonen auf Bewegung (Flucht, Kampf) vor. Bleibt diese Bewegung dann aus, kann der Körper die Stresshormone nicht mehr abbauen oder kompensieren. Konzentrationsschwächen und psychische Erkrankungen sind dann vorprogrammiert.

Sitzen kann langfristig noch mehr negative Folgen auch für unsere Psyche haben. Neben der reinen Arbeitsbelastung oder dem permanenten Umgang mit Rückenbeschwerden leidet nicht nur die Motivation, sondern das Sitzen kann sogar depressiv machen. Einer Studie aus Spanien zufolge wiesen Mitarbeiter, die mehr als 42 Stunden pro Woche im Sitzen verbrachten, ein um 31 Prozent erhöhtes Risiko für psychische Erkrankungen auf. Gerade diese Folgen sind nicht nur für die Gesundheit beträchtlich, sie kosten auch das Gesundheitssystem und den Arbeitgeber Geld. Ausfallzeiten aus diesen Gründen dauern lange und reichen bis zur Berufsunfähigkeit.

Regelmäßiges Aufstehen und Unterbrechen des Sitzens erhöht die Konzentrationsfähigkeit, da es die Durchblutung anregt und Stress abbaut. Verharren Sie also nicht unbewegt, wenn Sie Konzentrationsschwächen bei sich feststellen, sondern werden Sie aktiv.

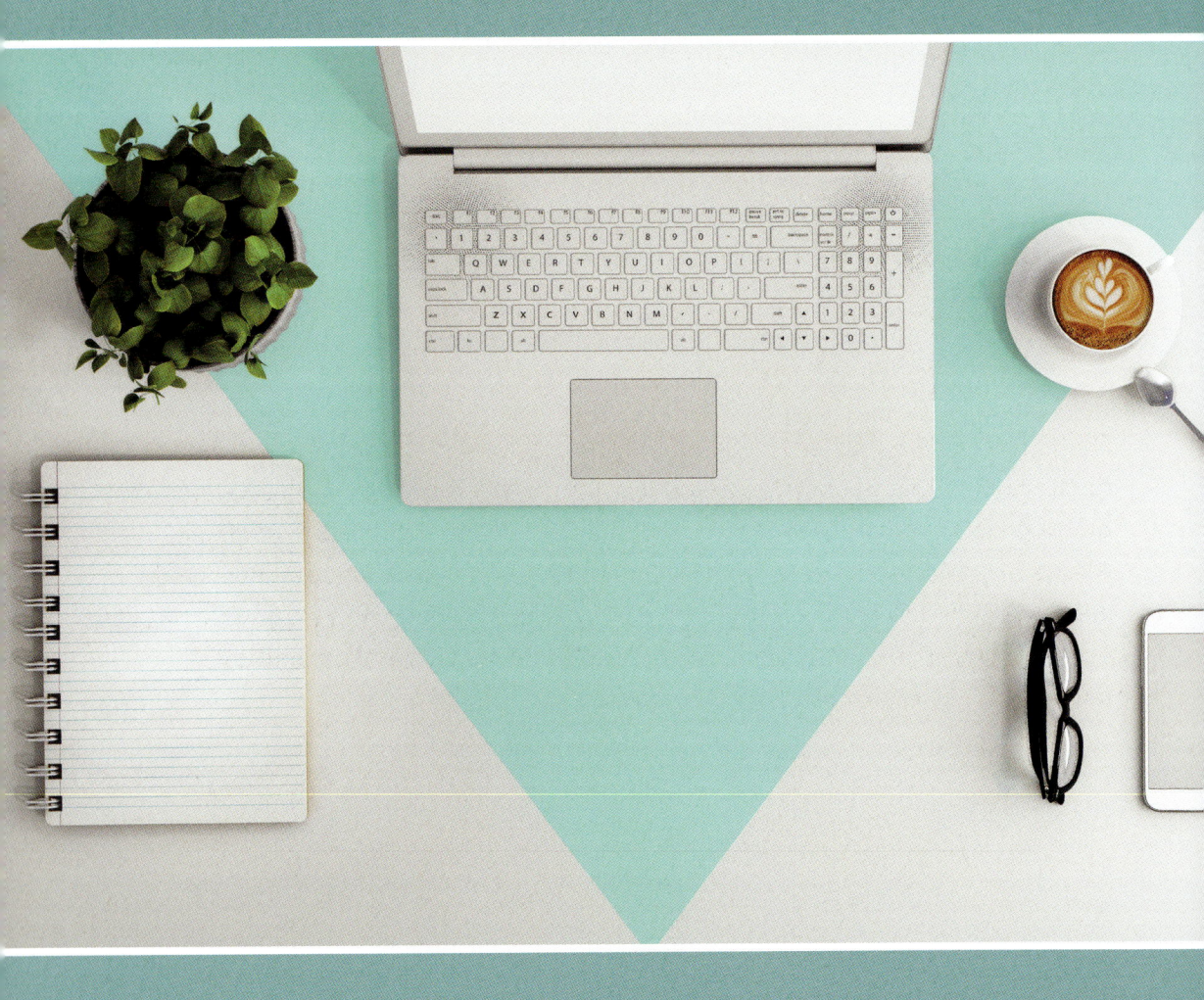

LÖSUNGSANSÄTZE

Problem erkannt – Gefahr gebannt? Vorausschauendes Handeln ist leider nicht jedermanns Sache. Wir handeln oft zu spät. Obwohl es viele Optionen gibt, die Sache anzugehen. Es muss nicht immer die radikale Lösung sein. Kleine Schritte führen zu ersten Erfolgen. Erfolg verstärkt das Handeln und die Zuversicht ins eigene Tun. Probieren Sie doch einfach mal etwas aus oder definieren Sie Ihre eigene Büro-Anti-Sitz-Challenge. Hier geht es darum, mal etwas nicht zu tun. Los geht's!

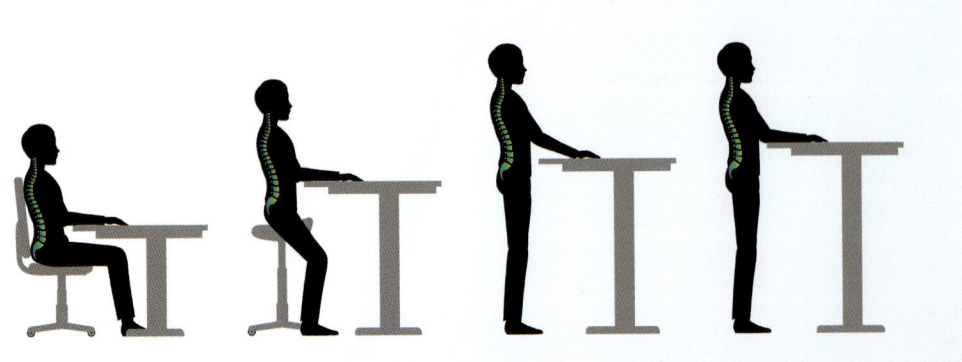

Der Wechsel vom Sitzen zum Stehen ist ein großer Schritt für die Gesundheit.

Perfekte Ergonomie am Arbeitsplatz

Ergonomie ist die Wissenschaft, die sich mit den Gesetzmäßigkeiten menschlicher beziehungsweise automatisierter Arbeit beschäftigt. Dabei sollen die Arbeitsgegenstände zeitlich und räumlich optimiert angeordnet werden, damit das Ergebnis qualitativ und wirtschaftlich optimal wird und die arbeitenden Menschen auch bei jahrelanger Tätigkeit möglichst wenig ermüden oder gar geschädigt werden. Klingt wie ein Märchen, ist aber im Arbeitsschutzgesetz verankert. Laut Fraunhofer-Institut für Arbeitswirtschaft und Organisation verzichten deutsche Unternehmen auf 36 Prozent der möglichen Arbeitsleistung an Büroarbeitsplätzen durch schlechte Ergonomie.

Jeder Arbeitgeber ist prinzipiell verpflichtet, sich um den Arbeitsschutz zu kümmern. Das gilt bereits, wenn er nur einen Mitarbeiter beschäftigt. So unterschiedlich aber Arbeitgeber und Arbeitsplätze sein können, so unterschiedlich kümmern sich Arbeitgeber auch um den Arbeitsschutz, denn kurzfristig ist dieser immer ein Kostenfaktor, der »nicht wichtig« und »zu hoch« ist. Zwischen einem perfekten Großraumbüro mit perfekter Architektur und Ergonomie bis hin zu kleinen Softwareschmieden, die mit acht Mitarbeitern und 25 Monitoren auf 20 Quadratmetern ihren Aufgaben nachgehen, findet sich im Büroalltag vieles.

Über 20 Millionen Menschen in Deutschland sitzen am Arbeitsplatz regelmäßig vor einem Bildschirm. Stellen Sie sich vor, was da so alles an Monitoren vor einem stehen kann – oder schauen Sie einfach einmal vor sich. Sind Sie optimal ausgestattet mit Ihrem Monitor? Wer hat ihn begutachtet? Wie alt ist er? Ist er groß genug für das, was Sie damit machen? Wer reinigt die Oberfläche? Ist Ihre Software aktuell? Es gibt auf jeden Fall mehr Fragen als Antworten. Die einzige Wahl, die Sie immer haben, ist es, Ihr eigenes Verhalten zu ändern. Das steht in keiner Arbeitsplatzverordnung und das wird Ihnen keiner sagen. Stehen Sie bitte jetzt sofort auf und sagen zu sich selbst: Das wird geändert! Danke.

Trotz vieler wissenschaftlicher Erkenntnisse zur Ergonomie am Computerarbeitsplatz bleibt das Hauptproblem unbearbeitet: Bewegungsmangel, verursacht durch Sitzen. Zu häufiges und vor allem zu langes Sitzen schadet der Gesundheit und kann sogar die Lebenserwartung verkürzen. Das ist natürlich in einer Zeit, in der wir immer länger arbeiten und auch unsere Lebensarbeitszeit sich zusehends verlängert, damit die Rentenkassen noch funktionieren, keine wirklich gute Nachricht.

Unter anderem deshalb hat man das Setting Arbeitsplatz auch von Gesetzgeberseite als förderungswürdig erachtet und die gesetzlichen Krankenkassen damit beauftragt, Lösungen zur Verbesserung der Gesundheit zu suchen und zu finden. Dafür wurden große Geldtöpfe bereitgestellt. Wahrscheinlich haben Sie davon an Ihrem Arbeitsplatz noch nichts mitbekommen. Die Gründe dafür sind vielfältig. Zudem ist auch noch der Arbeitgeber dazwischengeschaltet – und der hat meistens andere Prioritäten im »Daily Business«.

Umgesetzt wurden und werden aber bestimmte ergonomische Bedingungen. Im Rahmen der Verhältnisprävention müssen Arbeitgeber gewisse Anforderungen erfüllen, die vor allem der Arbeitssicherheit dienen. Auch die Wiedereingliederung von Langzeiterkrankten nimmt einen gewissen Stellenwert ein.

Ähnlich wie der Orthopäde gerne Einlagen verschreibt, die der Orthopädietechniker fertigt und die Krankenkasse zahlt, werden moderne Büromöbel angeschafft und die Büroumgebung ergonomisch gestaltet. Der mit Einlagen versorgte Fuß und der mit ergonomischen Möbeln versorgte Arbeiter bleiben aber krank. Der Grund: Sie bewegen sich nicht, sondern wurden nur versorgt.

Wenn Sie also schon erhebliche Probleme haben, ist die Chance groß, dass Sie in den Genuss von staatlicher oder Arbeitgeberförderung kommen. Bei allem, was davor passiert, müssen Sie selbst aktiv werden.

Als Betroffener gilt es nun für Sie, sich zunächst einmal grundsätzlich über das scheinbar vorhandene Problem zu informieren und dann Lösungsstrategien zu entwickeln, die für Sie funktionieren können. Im Bereich der Büroarbeitsplätze beziehungsweise von Arbeitsplätzen allgemein gilt es zu differenzieren zwischen Dingen, die man an der Einrichtung oder Ausrüstung ändern kann, und Änderungen am eigenen Arbeitsverhalten. Dies ist der alles entscheidende Punkt. Ihnen wird der beste Arbeitsplatz nicht helfen können, wenn Sie es nicht schaffen, Ihr Verhalten zu steuern und zu ändern.

ARTGERECHTE HALTUNG

Definiert man Arbeitsplatzergonomie ironisch als »artgerechtes Halten von Menschen in Büroräumen«, wird klar, dass es nicht möglich ist, Menschen artgerecht in Büros zum Arbeiten zu »halten«. Ebenso wenig wie der Eisbär im Zoo artgerecht gehalten werden kann, wenn er im Vergleich zur freien Wildbahn nur minimale Bewegungsoptionen hat. Artgerecht bedeutet in beiden Fällen eher das Vermeiden direkter Unfälle und von Verletzungen an der Einrichtung. Vor allem die Möglichkeit, sich ausreichend zu bewegen, ist im Vergleich zur natürlichen Umgebung stark eingeschränkt. Das führt zu nicht artgerechtem Verhalten.

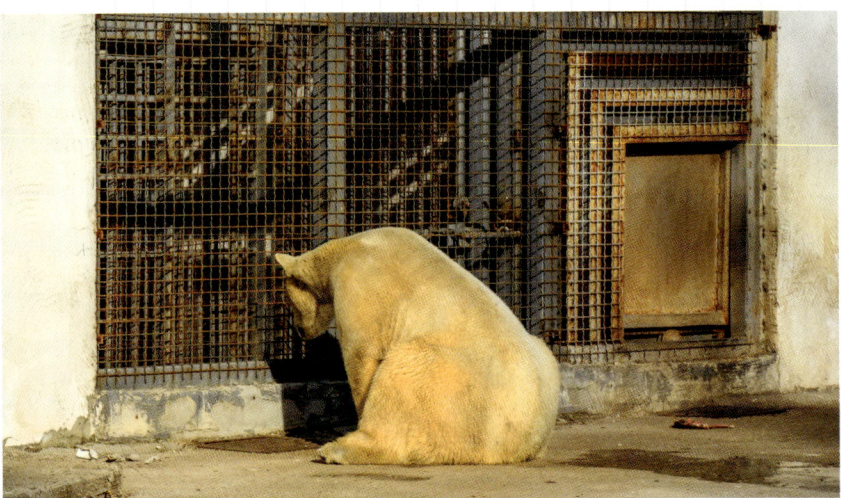

Lebewesen sollten nicht »einsitzen«.

Moderne Bürolandschaften

Perfekte Ergonomie liegt nicht allein in der Auswahl von Teilen der Einrichtung. An erster Stelle einer Büroanalyse oder einer -konzeption stehen eigentlich die zu erledigenden Aufgaben der unterschiedlichen Mitarbeiter sowie die Kommunikationsformen untereinander oder zum Kunden. Menschen in gut geplanten und gut eingerichteten Bürolandschaften arbeiten effektiver und gesünder. Beides kommt der Firma zugute. Ein neuer Bürostuhl oder ein größerer Monitor sind zwar kurzfristig angenehm und interessant, lösen aber nicht strukturelle Probleme im Aufbau des Büros.

Stehen oder Sitzen?

Stehharbeitsplätze finden vermehrt Anklang in neu gestalteten Büroarchitekturen und in der Wahrnehmung der Mitarbeiter. In Bezug auf die Problematiken, die beim Sitzen entstehen können, mehren sich aber die Bedenken, dass ein reiner Steharbeitsplatz auch nicht die ideale Lösung ist, denn auch hier ist die Arbeitsposition inaktiv. Die Muskulatur, die den Körper aufrecht hält, ist zwar im Stehen aktiver als im Sitzen, wird aber einseitig und dauerhaft belastet. Das kann für den Rücken und die Beine negative Auswirkungen haben.

Bewegung und das Unterbrechen längerer inaktiver Positionen ist die Zauberformel. Ein gezielter Wechsel zwischen sitzender und stehender Position mit Bewegungsunterbrechungen scheint aktuell die im Büroalltag einzig vernünftige Alternative zu sein. Nachteil ist der höhere Platzbedarf für zwei Arbeitsplätze und die damit verbundenen Kosten. Wenn Sie auf einen reinen Steharbeitsplatz umstellen wollen, sollten Sie dafür eine Übergangszeit von sechs bis acht Wochen einplanen, da sich Ihre Strukturen erst anpassen müssen.

Empfehlung:
- Woche 1 bis 4: ein Drittel stehen
- Ab Woche 5: 50 Prozent stehen
- Ab Woche 6: zwei Drittel stehen

Jeweils die Gesamtzeit zählt, es geht nicht darum am Stück zu stehen. Beschleunigen können Sie den Umstieg auf den Steharbeitsplatz, indem Sie die Übungen dieses Buches regelmäßig in Ihr Büroprogramm einbauen. Dadurch werden die Nachteile der einzelnen Positionen vermieden und die Vorteile genutzt.

Vorteile:
- Die Wirbelsäule kann sich ausrichten und die Bandscheiben erholen sich vom Sitzen.
- Passiven Positionen wird entgegengewirkt.
- Der Positionswechsel aktiviert Sie.
- Die Beine werden vom Stehen entlastet.
- Die Haltemuskulatur wird »arbeitsteilig« beansprucht.

Der perfekte Bürostuhl

Die Wahrheit gleich vorweg: Den perfekten Bürostuhl gibt es nicht. Sie können sich aber einige Kriterien zu eigen machen, die Ihnen beim Sitzen helfen. Der Stuhl muss genug Platz bieten, damit Sie sich drehen können ohne anzuecken. Ihr Rücken sollte eine Unterstützung an der Lehne finden, die dabei leicht nachgeben oder fixiert werden kann. Ihre Füße sollten komplett Kontakt zum Boden haben, dabei muss Beinfreiheit herrschen. Die Armlehnen sollten dabei die Höhe der Tischkante haben.

Der Schreibtisch

Ein guter Schreibtisch muss sich in der Höhe verstellen lassen – und dies nicht mechanisch, sondern elektrisch, damit die Arbeitshöhe immer perfekt auf den Nutzer eingestellt werden kann. Ausreichend Platz für die nötigen Materialien sowie etwaige Kabel sind ein Muss.

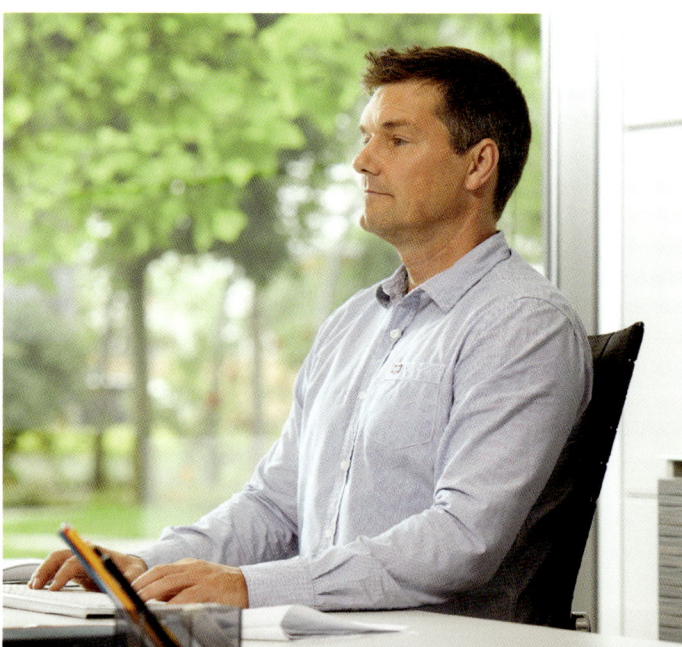

Stuhl, Monitor und Tisch – sie alle spielen eine Rolle, wenn es um die richtige Sitzhaltung geht.

Maus und Tastatur

Wenn Stuhl und Tisch individuell angepasst sind, bleibt immer noch die Problematik der Eingabeinstrumente. Ihre Handgelenke sollten dabei immer in Neutralposition liegen können und nicht abgeknickt. Deshalb stellen Sie Tastaturen nicht hoch, auch wenn man dann die Buchstaben besser sieht. Es gibt eine Vielzahl ergonomisch guter Eingabegeräte, sodass hier individuelle Vorlieben entscheiden können. Sowohl Maus als auch Tastatur sind schnell gewechselt, wenn sie Ihnen nicht gut tun.

Monitore

Groß genug und hell genug, das sind die wichtigsten Merkmale eines Monitors. Die ergonomische Arbeitshöhe sollte so einstellbar sein, dass die Bildschirmoberkante auf Augenhöhe (bei aufrechter Kopfhöhe) oder leicht darunter liegt. Je größer der Monitor ist, desto größer kann auch der Abstand zu diesem sein.

Steharbeitsplatz

Wenn der Steharbeitsplatz Ihr einziger Arbeitsplatz ist, sollte der Tisch elektrisch verstellbar und auch mit einem Stuhl versehen sein. Durch das Stehen rückt das Schuhwerk in den Vordergrund. High Heels oder allgemein hohe oder enge, unbequeme Absätze und Schuhe sind ein No-Go, da Ihre Füße darunter leiden und Ihre Statik komplett durcheinanderkommt.

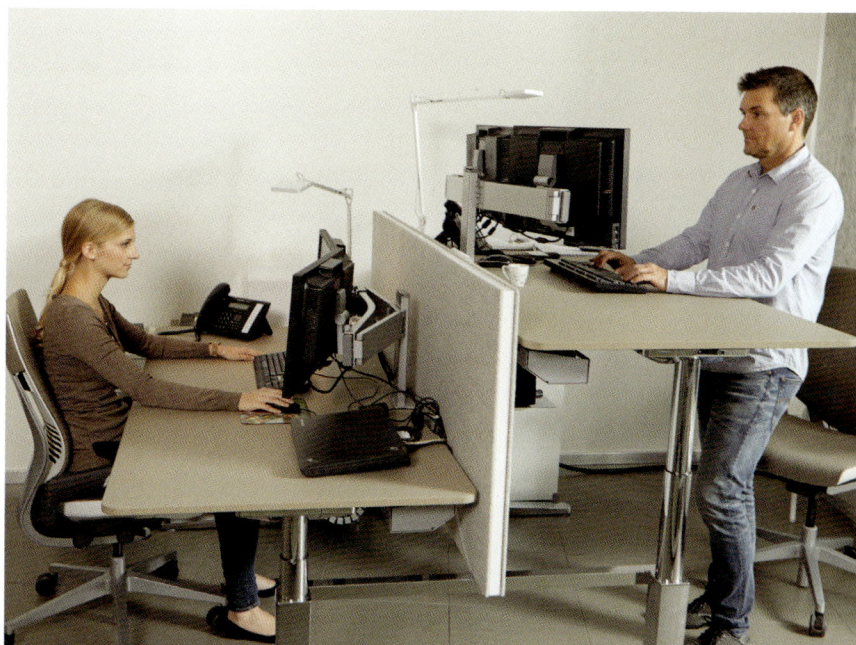

Stehen oder sitzen? Mischarbeitsplätze forcieren Bewegung.

Aktivität ins Büro bringen

Sollten Sie einen Arbeitsrhythmus haben, der durch lange Sitzphasen gekennzeichnet ist, dann gilt es, diesen Rhythmus zu durchbrechen. Die Ausrede, dass dadurch die Arbeit leidet, gilt nicht. Es gibt hinreichend Belege dafür, dass Aktivität im Büroalltag die Konzentrations- und Leistungsfähigkeit steigert und nicht senkt. Da sind Sie keine Ausnahme!

> **TIPP**
>
> Entwickeln Sie im Sitzen und im Stehen sowie bei allen Übungen ein Gefühl für die maximale Länge der Wirbelsäule zwischen Ihrem Brustbein und Ihrem Schambein. Straffen Sie dabei Ihren Bauch ohne ihn einzuziehen. Dieses Bewusstsein der aufgerichteten Wirbelsäulenposition kann Sie schützen und wirkt wie eine aktive Minipause

Dass sich Investitionen in die Mitarbeiter und deren Gesundheit lohnen, ist eigentlich bekannt. Fehltage kosten und verursachen zusätzlichen Stress für die übrige Belegschaft. Da ist es für den Arbeitgeber eigentlich günstiger, in Ergonomie und Bewegung für die Mitarbeiter zu investieren.

Ein Bewusstseinswandel im Bereich der Firmenleitungen setzt erst langsam ein, und betriebliches Gesundheitsmanagement oder Bewegungsförderung finden nur langsam Eingang in den Firmenalltag. Deshalb liegt es an Ihnen selbst, Ihre Gesundheit zu fördern.

Stufe 1: Analysieren Sie den Ablauf Ihres Arbeitstages

Beginnend vom Aufstehen bis zum Zubettgehen sollten Sie sich Ihren Arbeitstag einmal grafisch vor Augen führen und die jeweilige Position des Körpers – unterteilt in Stehen, Gehen und Sitzen – aufzeichnen. Die Summe der Sitzstunden ist der Indikator für Ihr persönliches Risiko. Dieses gilt es zu senken. Möglichkeiten dazu liefert Ihnen dieses Buch zur Genüge. Finden Sie Möglichkeiten, Ihren Tagesablauf und damit Ihre Sitzzeit zu verändern. Versuchen Sie maximal 60 Minuten am Stück zu sitzen und nehmen Sie dann für mindestens 15 Minuten eine andere Position ein.

Uhrzeit/Tag	Montag	Dienstag	Mittwoch	Donnerstag	Freitag
08–10					
10–12					
12–14					
14–16					
16–18					
18–20					
Summe					

Stufe 2: Bringen Sie Bewegung in Ihre langen Pausen

Sicherlich finden in Ihrem Tagesablauf regelmäßig Pausen statt. Vermutlich wird die Mittagspause Ihre längste Pause sein, in der Sie sitzend eine Mahlzeit einnehmen. Hier gilt es anzusetzen. Verändern Sie Ihren Pausenablauf. Legen Sie lieber mehrere Pausen am Tag ein und nehmen Sie die Mahlzeiten auch in kleineren Portionen ein. Ihre Mittagspause sollte nicht als eine Lustbefriedigung zum Ausgleich für Ihren stressigen Arbeitstag herhalten, sondern eine gezielte Regeneration Ihrer zuvor beanspruchten Strukturen sein. Dazu gehören Ihre Augen genauso wie Ihre Haltemuskulatur. Entspannung für diese Strukturen werden Sie nur im Freien bekommen.

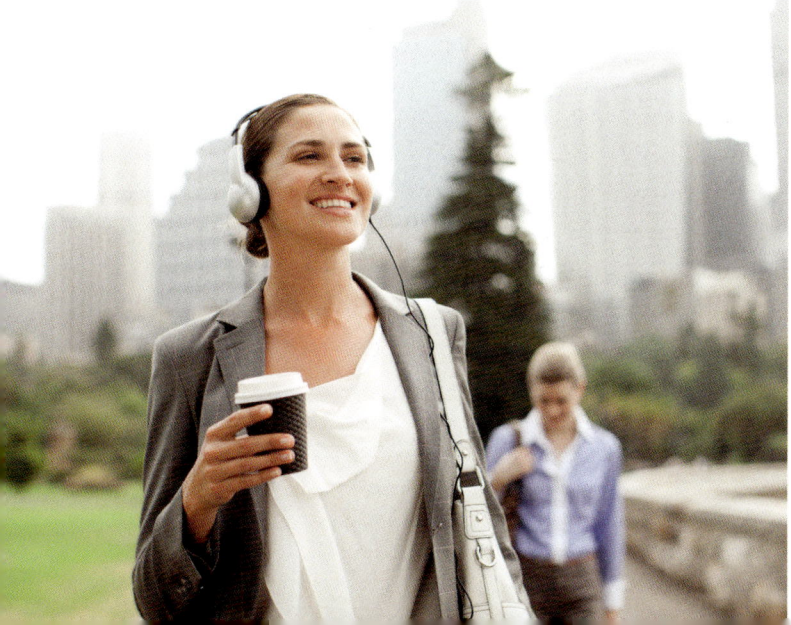

Bewegungsfreiheit ist das Gegenteil von Sitzen.

Deshalb bringen Sie Bewegung in Ihre Pausen – und sich selbst ins Freie. Dies bedeutet nicht, dass Sie ab sofort im Stehen essen und trinken müssen, sondern dass Sie Ihre Pausen nicht zwingend im Sitzen verbringen sollen.

Stufe 3: Verändern Sie den Rhythmus Ihrer Pausen

Wann legen Sie Ihre Pausen ein? So wie es zeitlich geregelt ist oder dann, wenn Sie glauben, eine Pause zu benötigen? Pausen sollen regenerieren und präventiv gegen Beschwerden wirken. Dies entspricht auch der elementaren Sichtweise dieses Buches. Bekämpfen Sie das Problem, bevor Sie es zu spüren bekommen. Jeder braucht andere Pausenzeiten, je nach Tätigkeit und Anstrengung. Versuchen Sie, Ihre Pausen individueller zu gestalten.

Stufe 4: Bringen Sie Bewegung in Ihren Arbeitsweg

Wie kommen Sie zu Ihrem Arbeitsplatz? Checken Sie jeden Meter. Wo nutzen Sie Verkehrsmittel, wo sitzen Sie? Steigen Sie eine Station früher aus, gehen Sie den Rest des Weges ins Büro oder nutzen Sie andere Wege, wo dies möglich ist. Nutzen Sie Rolltreppen oder Aufzüge? Wenn ja, versuchen Sie das zu reduzieren. Jeder Meter zählt!

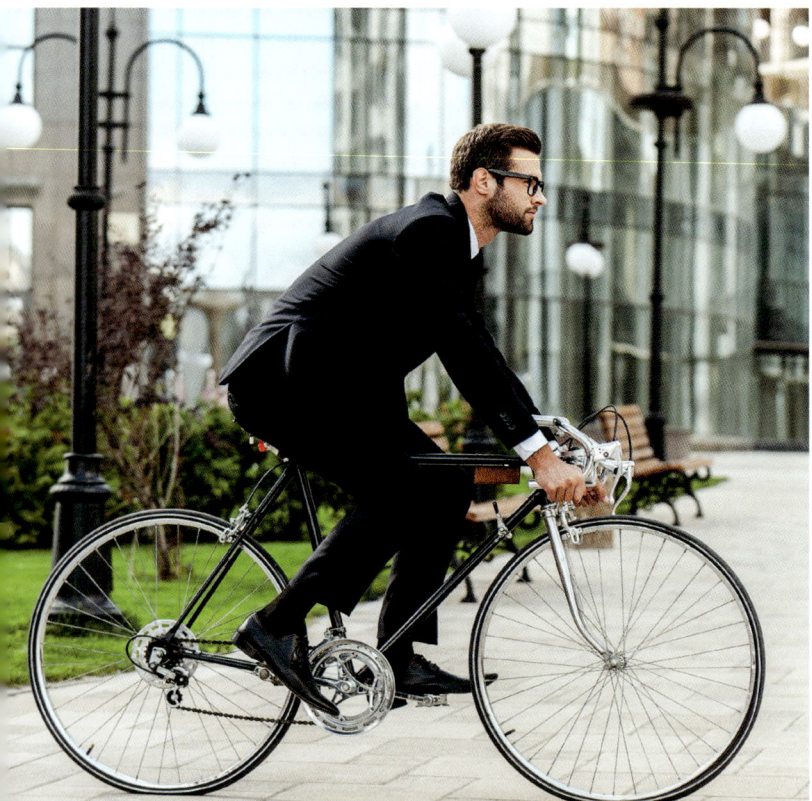

Sitzend, aber in Bewegung zum Büro

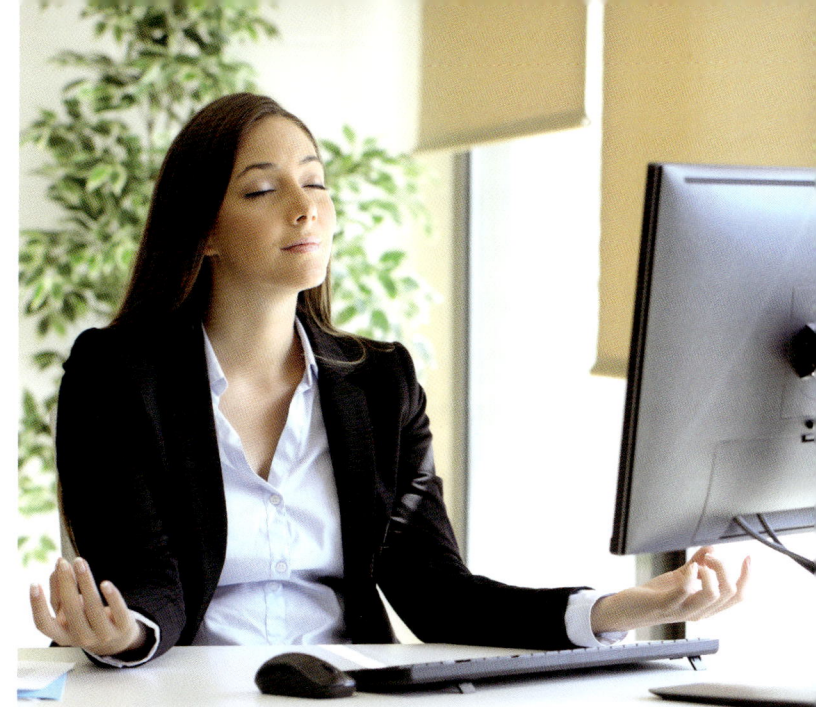

Sitzen kann auch Entspannungspotenzial haben.

Stufe 5: Schaffen Sie neue (Bewegungs-)Pausen

Suchen Sie sich einige Übungen aus unserem Programm aus und bauen Sie sie in den Alltag ein. Oder nutzen Sie Geländer oder Ähnliches für regelmäßig wiederkehrende Übungen.

Stufe 6: Suchen Sie nach Bewegungsmöglichkeiten in Ihrem Alltag

Nachdem Sie Ihre Sitzzeit reduziert und ein neues Gefühl für Bewegung erlangt haben, versuchen Sie einmal, sich an einer für Sie bisher undenkbaren Stelle des Tages eine »Bewegungszeit« zu gönnen. Laufen Sie vor dem Frühstück 15 bis 20 Minuten oder bauen Sie am Wochenende neue Aktivitäten ein, die mit Bewegung zu tun haben.

Die stille Pause – Zeitinseln

Kurze, entspannte Pausen sind wichtig. Aber wie? Spazieren Sie doch mal allein in der Mittagspause umher oder stellen Sie sich einige Minuten vor ein Bild oder eine Szene und versuchen, so viel wie möglich wahrzunehmen. Sie werden sich wundern, was Sie alles sehen, wenn Sie sich auf etwas einlassen. Auch das Schließen der Augen für zwei Minuten hat ein beachtliches Entspannungspotenzial. Sogar das Öffnen der Fenster und das damit verbundene Wahrnehmen von frischer Luft oder Naturgeräuschen kann als Minipause genutzt werden.

Wenn Sie das Gefühl haben, dass Ihr Körper zu angespannt ist und Ihre inneren Vorgänge einschließlich der Atmung zu stark aktiviert sind, dann ist es allerhöchste Zeit, mal Luft abzulassen. Stehen Sie auf und atmen Sie im Freien zwei bis drei Minuten aktiv ein und vor allem aus. Sie wollen ja den Stress nach draußen transportieren.

Finden Sie weitere Ideen, die Sie routinemäßig in Ihren Tagesablauf – ob privat oder im Beruf – integrieren können. Seien Sie dabei kreativ oder schließen Sie Kollegen oder Familienmitglieder in die Planung ein. Wichtig: Machen Sie einen festen Termin für sich daraus, den Sie mit planen, eintragen und dann auch einhalten. Sie werden feststellen, dass andere gerne Ihren Ideen folgen und mitmachen werden.

Treppen-Tag

An diesem Tag werden Aufzüge und Rolltreppen konsequent gemieden.

E-Mail-freier Tag

Lesen Sie an diesem Tag keine E-Mails. Dies hat den Vorteil, dass Sie vermutlich auch keine E-Mail schreiben werden. Wichtiges kann auch per Telefon erledigt werden oder muss bis zum nächsten Tag warten. Wenn Ihre Kollegen das wissen, werden Sie an diesem Tag auch keine E-Mails bekommen.

Smartphonefreier Tag

Die Nutzung des Smartphones beeinträchtigt unser Nervensystem und die sinnesaufnehmenden Strukturen, die am PC-Arbeitsplatz ohnehin stark belastet sind. Ein Tag ohne Smartphone führt vielleicht zu einem entspannteren Arbeitstag.

Medienfreier Tag

Ein Tag ohne Fernsehen, PC oder Smartphone sollte zumindest am Wochenende möglich sein.

Ein Tag im Freien

Verbringen Sie mindestens einen Tag der Woche im Freien in der Natur.

Kantinenfreier Tag

Kantinenessen bedeutet auch Essensaufnahme im Sitzen. Meiden Sie die Kantine zumindest an einem Tag der Woche und essen Sie etwas anderes.

Lifestyle anpassen – neue Wege gehen

In den USA kann es Ihnen passieren, dass Sie als Fußgänger außerhalb von Bereichen, in denen Fußgänger regelmäßig unterwegs sind, angesprochen werden, wenn Sie zu Fuß unterwegs sind. Man vermutet eine Autopanne oder eine andere Notsituation, da Sie sich auf beiden Beinen bewegen. Das wird als ungewöhnlich wahrgenommen, da die Fortbewegung mit dem Auto doch deutlich bequemer wäre. In Afrika hingegen kann der Fußweg zur nächsten Busstation oder Schule locker zehn oder mehr Kilometer betragen – und das jeden Tag zweimal! Es scheint, als ob das Vorhandensein anderer Fortbewegungsmittel das Empfinden von Anstrengung und Bequemlichkeit deutlich verändert hat.

Machen Sie doch mal eine Liste, was Sie zu Fuß erreichen könnten, es aber aus diversen Gründen nicht tun. Zu Fuß zu gehen ist vor allem eines: langsam. Und wer heute langsam ist, ist entweder alt oder langweilig. Unsere schnelllebige Zeit erlaubt keine Pausen und keine Zeitverschwendung beim Gehen.

In *Physiologie des Geschmacks* beschrieb der Richter und Hobbykoch Jean Anthelme Brillat-Savarin schon im 18. Jahrhundert den Lebensstil sehr treffend: »Wir essen zu viel und bewegen uns zu wenig. Wir leben ungesund.« Das trifft es auf den Punkt – und doch scheint es sehr schwierig zu sein, das besser zu machen, denn wir werden immer dicker und fauler.

Der Grund dafür liegt wie so vieles in der Natur des Menschen und in der aktuellen Lebensumwelt. Sich nicht zu bewegen und viel zu essen, ist in unserer Gesellschaft einfach. Es ist alles im Überfluss vorhanden. Gesund zu leben ist anstrengend. Wenn möglich, suchen wir uns immer den Weg des geringsten Widerstands. So ist es auch mit dem Sitzen. Nicht zu sitzen, ist aus vielen Gründen anstrengender. Doch der Weg des geringsten Widerstandes kann auch ein Fehler sein und ins Verderben führen. Das kümmert aber die Evolution nicht, sie wird dann neue Lösungen finden. Machen wir es nicht zu kompliziert, sondern einfach. Schwierig bleibt es trotzdem, denn Sie leben ja weiterhin in Ihrer Welt.

Unsere Industrien müssen wachsen, sogar die, die Ihnen vermeintlich beim gesunden Leben helfen wollen. Also erfinden sie immer wieder neue Methoden und Mittel, die sie kaufen müssen. Erwarten Sie von dieser Seite nicht zu viel sinnvolle Unterstützung bei Ihrem Ziel, gesünder zu leben.

> **TIPP**
>
> Weniger essen, weniger sitzen, mehr bewegen. Kochen Sie mehr, essen Sie Obst. Stehen Sie morgens 15 Minuten früher auf und gehen Sie laufen. Klingt das kompliziert? Nein. Sie werden nach einer Woche ein anderer Mensch sein und jeden Tag aktiver gestalten. Weniger sitzen, sich besser ernähren, bewusster leben…

Pilgern – die Reise zu sich selbst

Pilgerreisen, die zu Fuß bewältigt werden müssen, erleben einen Boom. Dabei geht es meistens nicht um eine religiöse Erneuerung oder andere spirituelle Erfahrungen, sondern schlichtweg darum, längere Zeit mit sich selbst allein, dabei aber in Bewegung zu sein. Dabei werden Lebenskrisen überdacht, neue Ziele gesucht oder es wird einfach nur eine beruhigende Auszeit aus dem beunruhigenden Alltag gesucht. Hauptpilgergruppe sind die 40- bis 60-Jährigen, die ansonsten meist sitzend ihre vielfältigen und ermüdenden Anforderungen des Alltags in Beruf und Familie zu leisten haben und beim Pauschalurlaub in der Dominikanischen Republik nicht mehr oder nur scheinbar mit Alkohol zur Ruhe kommen.

Sich befreit vom Alltag in der freien Natur ohne Mediennutzung zu bewegen und mit echten Menschen – nicht per E-Mail, sondern persönlich – auszutauschen, scheint ein hohes Entspannungs- und Entschleunigungspotenzial in sich zu bergen. Dabei gilt: Je länger der Weg, desto entspannender wird es, denn es können mehr Eindrücke gesammelt und während eines langen Tagesmarsches auch verarbeitet werden. Durch den wiederkehrenden langsamen Rhythmus des Tages, bei dem das Gehen einen großen Teil einnimmt, wird nur während einer Pause oder beim gemeinsamen Essen eine sitzende Position eingenommen.

Leider gibt es hier auch schon wieder viele Anbieter, die versuchen, das Pilgern und Wandern tendenziell »bequemer« zu machen. So wird zum Beispiel angeboten, Teile des Weges mit einem Taxi zurückzulegen, um Zeit zu sparen. Doch genau das würde die reinigende Wirkung des Gehens wieder zunichtemachen oder zumindest mindern, denn der Pilger will ja Zeit investieren in die Langsamkeit des Lebens, die er beim Gehen in Reinform erfährt. Naturerlebnis und das Spüren von Anstrengung am eigenen Körper durch Bewegung stehen hier noch hoch im Kurs, denn beides steht im Kontrast zum bewegungsarmen Alltag der meisten Menschen.

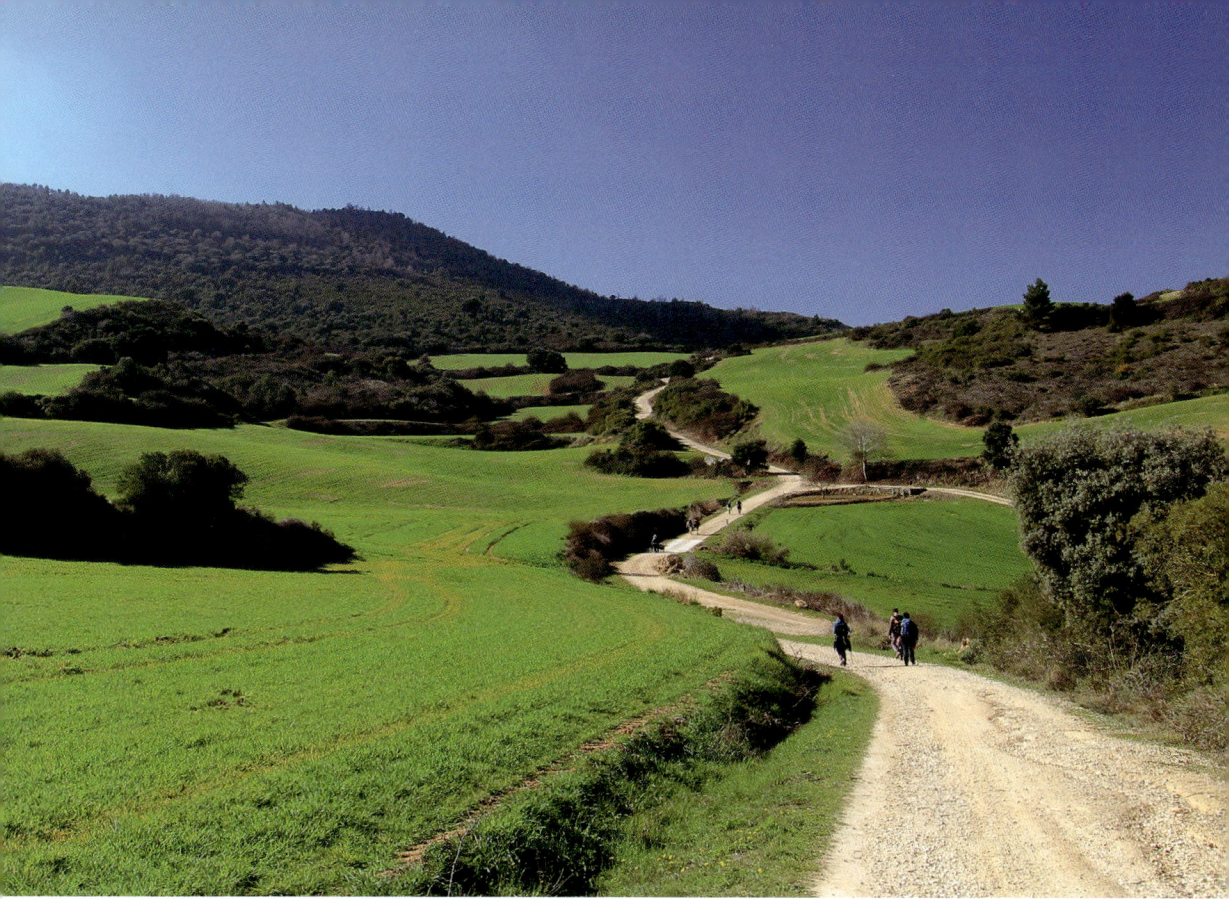

Bewegung kann von vielem befreien.

Wenn Sie nun nicht direkt eine Pilgerreise planen wollen, beginnen Sie doch einfach mal mit langen Spaziergängen oder Wanderungen. Sie werden sich wundern, wie weit man so kommt, wenn man einfach nur geht.

Sabbatical – der berufliche Restart

Sabbaticals, also komplette Auszeiten vom Berufsleben, kommen im Rahmen moderner Work-Life-Balance-Modelle immer mehr in Mode. Diese längeren Pausen vom stressigen Berufsalltag wurden zuerst von Studenten und Hochschulbediensteten genutzt und sind mittlerweile in der freien Wirtschaft angekommen. Ob im Ausland oder zu Hause, die mehrmonatige Sabbatical-Zeit wird verwendet, um sich vermehrt auf soziale Aktivitäten, die Familie oder auf sich selbst zu konzentrieren. Die Natur und somit auch der Mensch braucht alle sieben Jahre Zeit, um sich auf sich selbst zu konzentrieren, um zu regenerieren und nicht nur zu funktionieren. Die bis zu einem Jahr dauernde Pause vom Berufsleben ermöglicht eine grundlegende Regeneration der Ressourcen und bietet die Gelegenheit zur Neuorientierung.

Inzwischen ist dieses relativ erfolgreiche Prinzip auch aus der Arbeitswelt nicht mehr wegzudenken, denn der Mitarbeiter kehrt in der Regel motivierter und mit vielen neuen Gedanken aus dem Sabbatical zurück – zum Teil sogar mit besseren Kenntnissen (beispielsweise Fremdsprachen) als zuvor. Das Sabbatical kann als Notbremse vor einem zu befürchtenden Burn-out, aber auch als alternative Fortbildungsmaßnahme interpretiert werden. Ob der erhoffte Effekt eintritt, hängt sicherlich von der individuellen Gestaltung des Sabbaticals und der Ausgangssituation des Arbeiters ab. Es sollte deshalb inhaltlich und natürlich auch finanziell gut geplant werden.

Pausengestaltung im Tages-, Wochen- und Jahresplan

Pausen sind Unterbrechungszeiten der Arbeitszeit. Sie sind zum Großteil gesetzlich geregelt und reichen von der kurzen Pause am Vormittag bis hin zum Jahresurlaub. Die Regelungen dienen der Sicherheit und dem Gesundheitsschutz der Angestellten. Pausen sollen die vorhergehende Arbeitsbeanspruchung verringern und auf die zukünftige Beanspruchung vorbereiten. Grundsätzlich muss demnach hinterfragt werden, was diese Beanspruchung im Detail und im Einzelfall ausmacht und welche Regenerationsmaßnahme und -dauer dann individuell geeignet sind.

Ein richtiger Urlaub entspannt auch durch Bewegung.

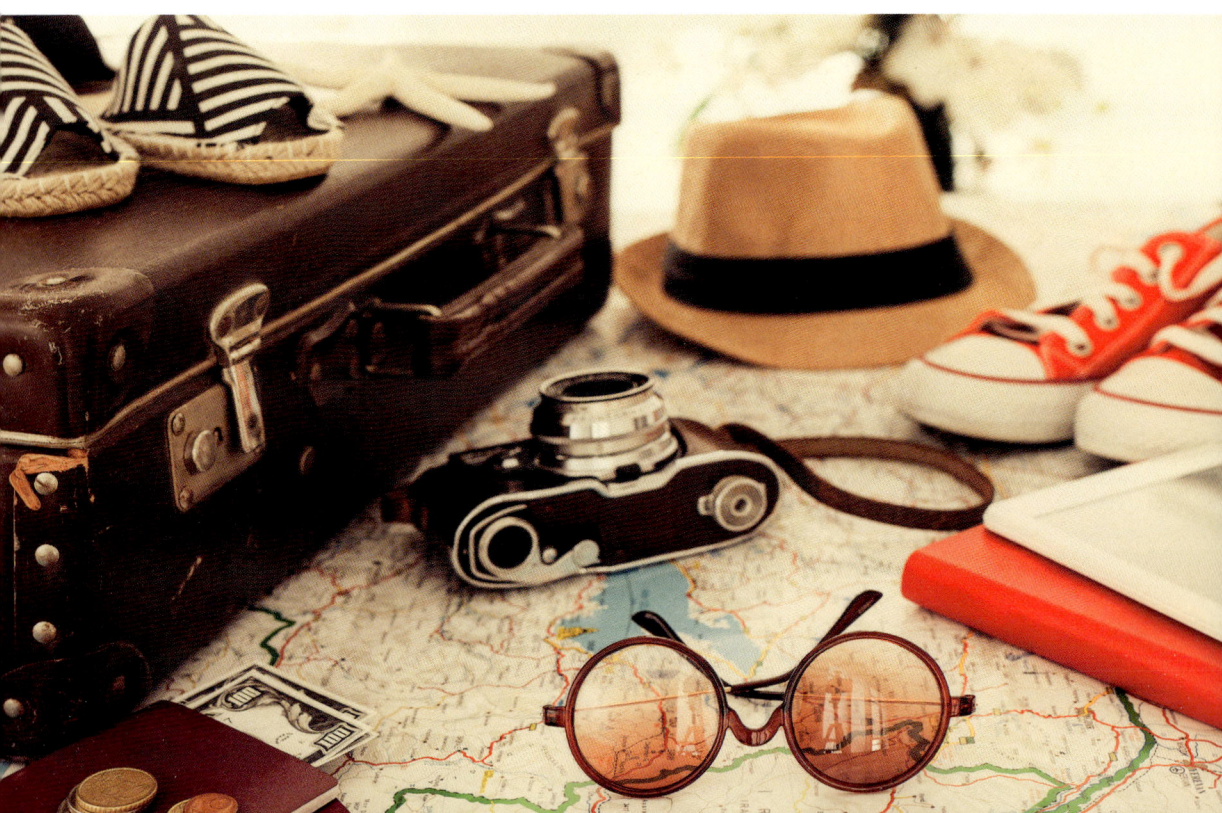

Im Bereich des Sitzarbeitsplatzes ist die Situation eindeutig. Kurze Pausen müssen in Bewegung stattfinden, wenn sie ihren Zweck erfüllen sollen. Diese kurzen Pausen sind die wichtigsten!

Längere Pausen vom Arbeitsplatz bieten gesetzliche Feiertage, das Wochenende und der Jahresurlaub. Diese längeren Pausen sollten so geplant werden, dass man regeneriert und nicht erschöpft zum Arbeitsplatz zurückkehrt. Ansonsten erfüllen die Pausen nicht ihren Zweck. Hier liegt ein enormes Gesundheitspotenzial verborgen, das zu großen Teilen nicht optimal genutzt wird. Denn der Jahresurlaub ist mittlerweile mit so vielen Stresskomponenten besetzt, dass er seine Aufgabe kaum noch erfüllen kann. Zudem ist das Verhalten am Urlaubsort häufig nicht zur Regeneration geeignet. So ist ein Abenteuerurlaub, den Sie gerade so überleben, nicht unbedingt die optimale Vorbereitung für den Jobstart nach dem Urlaub.

Kurze Wellnessreisen sind dabei stark im Trend, weil sie es erlauben, an einem einzigen Wochenende so viel Entspannungs- und Bewegungspotenzial zu entfalten, dass man die ganze Woche davon profitieren kann.

> **TIPP**
> Wichtig ist, dass Sie, wenn Sie an den Arbeitsplatz zurückkehren, erholt sind und man Ihnen das ansieht. Ist das nicht der Fall, müssen Sie Ihre Pausen besser überdenken und planen. Und: Sitzen Sie nicht zu lange im Urlaub!

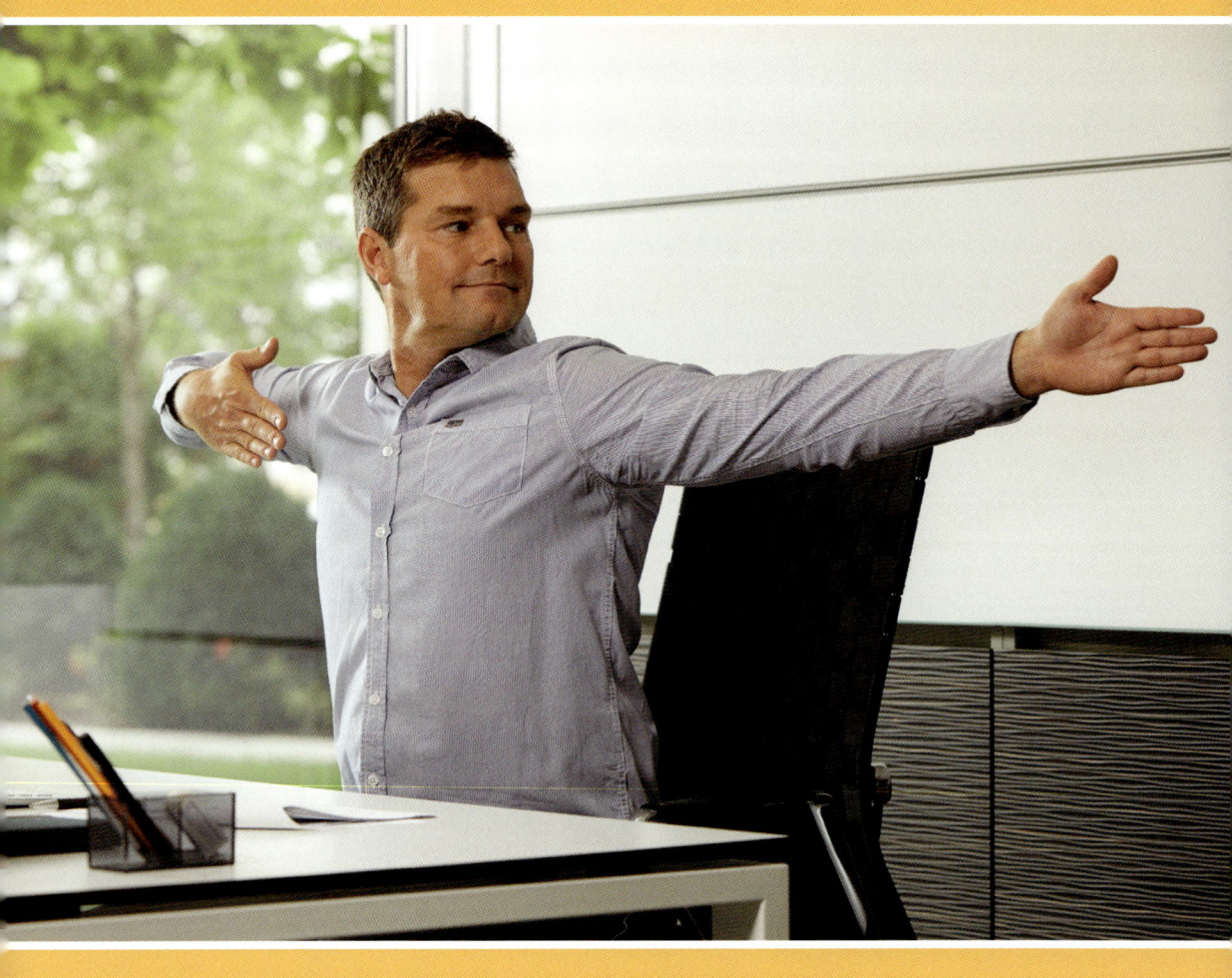

LEBENSVERLÄNGERNDE ÜBUNGEN

Einzig Bewegung kann Ihnen helfen. Wenn Sie es schaffen, Bewegung in Ihren Büroalltag zu integrieren, haben Sie schon viel gewonnen. Jede Bewegung zählt, wenn es um das Unterbrechen der Sitzzeit geht. Neben der allgemeinen Bewegung gibt es spezielle Übungen, die Details einer Bewegung herausarbeiten und mit denen man gezielt an individuellen Problembereichen des Körpers arbeiten kann.

Übungen ohne und mit Geräten

Die meisten unserer Übungsempfehlungen können Sie ohne Geräte, nur mit dem eigenen Körpergewicht oder Ihrer Büroausstattung, ausführen. Die Übungsauswahl orientiert sich fast ausschließlich an den Problemen, die im Muskel-Skelett-System auftreten können. Diese sind die ersten Anzeichen für ein »Nachlassen« Ihres Körpers, das zu weiterer Inaktivität in Ihrem Leben führt und so die Folgeprobleme begünstigt. Deshalb sollten Sie an der Stelle ansetzen, an der das Übel seinen Anfang nimmt: in Ihrem Büro, an Ihrem Körper!

Auch wenn Sie Geräte beim Üben einsetzen, ist doch immer noch die Bewegung Ihres Körpers das Wichtigste. Sie bewegen sich sozusagen um das Gerät herum. Das Gerät stellt nur spezielle Anforderungen an ihre Bewegung. Verändern wird sich dadurch nicht das Übungsgerät, sondern Sie. Diese erwünschte Veränderung wird aber nur eintreten, wenn Sie die Übungen korrekt ausführen. Denn unser Körper kann auch schlechte Bewegungen erlernen und sich an ungesunde Dinge wie das Sitzen anpassen. Unser Gehirn differenziert da nicht in gut und schlecht für unsere Gesundheit. Deshalb ist die korrekte Ausführung so wichtig.

Wir haben eine gezielte Auswahl an Geräten eingesetzt, um ihre Motivation zu fördern und Ihnen Übungen leichter (oder schwerer) zu machen. Der große Vorteil dieser Geräte: Sie brauchen wenig Platz und können alle Übungen ohne fremde Hilfe ausführen. Sie sind damit in der Lage, Ihre Muskeln zu kräftigen, zu dehnen und auszurollen. Der täglichen Pflege der Muskeln im Büro steht nichts mehr im Wege.

Faszienrolle

Das Ausrollen der Faszien mit Rollen ist mittlerweile aus dem Repertoire der Behandlung von Muskelproblemen nicht mehr wegzudenken. Es gibt Faszienrollen in vielen Ausführungen, die sich in Härte, Größe und äußerer Beschaffenheit unterscheiden. Wir empfehlen, mit einer nicht zu harten Rolle zu starten.

Miniball

Kleine Bälle eignen sich ebenfalls gut zur Faszienmassage. Mit ihnen erreicht man Stellen am Körper, die mit einer Rolle schlecht zugänglich sind – zum Beispiel rund um das

Schulterblatt oder unter dem Schlüsselbein. Größe, Härte und Beschaffenheit können auch hier variieren. Mit punktueller Wirkung lassen sich Triggerpunkte behandeln. Wählen sie einen nicht zu kleinen und nicht zu großen Ball. Dieser kann und soll etwas härter sein als die Rolle, da mehr punktuell und nicht flächenmäßig gearbeitet werden soll.

Miniband

Kleine, geschlossene, elastische Bänder sind ein sehr vielseitiges Trainingstool. Sie können die Kraft Ihrer Extremitäten und damit auch indirekt Ihres Rumpfes trainieren. Das Trainingsgerät ist aufgrund seiner Größe leicht überallhin zu transportieren. Sie können über die Dehnung des Bandes die Intensität der Übungen steuern.

Superband

Der große Bruder des Minibands ist das Superband. Durch seine größere Länge und den stärkeren elastischen Widerstand wird – in Kombination mit der anderen Ausstattung – Ihr Ministudio komplett. Zug- und Druckbewegungen des Ober- und Unterkörpers können mit diesem Band verstärkt werden. Der Widerstand sollte zu Beginn ebenfalls nicht zu stark gewählt werden.

Individuelle Auswahl der Übungen

Wenn Sie anfangen, alle im Buch genannten Übungen auszuführen, werden Sie mehrere Stunden damit verbringen – was am Arbeitsplatz normalerweise nicht möglich ist. Daher sind alle Übungen nach Bereichen/Körperregionen unterteilt. So finden Sie schneller Ihre optimalen Übungen. Suchen Sie sich die Übungen aus, die Ihre größte »Baustelle« bearbeiten, und fangen Sie an, sie in Ihr tägliches Bürorepertoire einzubauen. Einige wenige Wiederholungen mehrmals am Tag können viel verändern. Wenn Sie noch keine Probleme an sich entdeckt haben, können Sie die Übungen aus allen Bereiche testen, um mögliche, bisher unbekannte Schwachstellen frühzeitig zu entdecken, bevor Sie Ihnen Schwierigkeiten bereiten.

Alle Übungen sind natürlich auch zu Hause, auf Reisen oder überall sonst durchführbar. Ihrem Körper ist die Umgebung bei den Übungen nicht so wichtig. Wer aber viel Zeit im Büro verbringt, der sollte auch im Büro Übungen ausführen.

HÄNDE UND UNTERARME

Unsere Hand- und Unterarmmuskeln sind am Schreibtisch chronisch unterlastet, was Kraftentfaltung durch Zug oder Druck angeht. Die Hände ruhen meist stundenlang in kaum veränderter Position und es werden nur minimale Bewegungen ausgeführt, die zum RSI-Syndrom (Repetitive-Strain-Injury-Syndrom, »Mausarm«) führen können. Es mangelt vor allem am Öffnen der Hände und der Dehnung der Unterarmmuskeln. Unsere Hände sind Wunderwerke der Wahrnehmung und haben unzählige Rezeptoren, die Spannung, Entspannung, aber auch Schmerz vermitteln können. Hände und Unterarme zu dehnen, zu bewegen und auszurollen gehört zu den Pflichtübungen des Schreibtischarbeiters.

HÄNDE UND UNTERARME   67

AUSROLLEN DER HANDFASZIE

Legen Sie einen Ball unter Ihre geöffnete Hand auf den Schreibtisch und rollen Sie mit Ihrer Hand über den Ball.

🕒 1 Minute je Hand

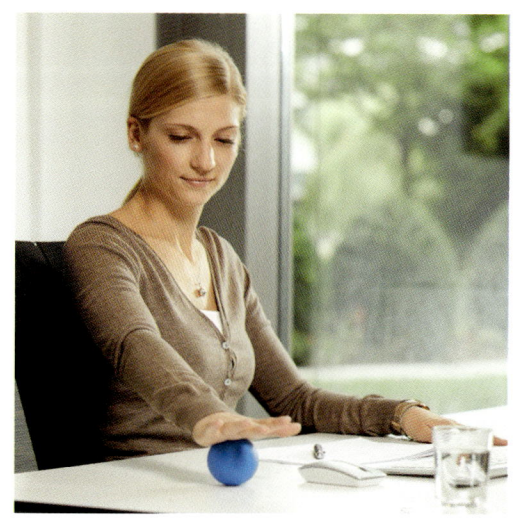

Wirkung
- Aktivierung der Handflächenrezeptoren
- Verbesserung des Flüssigkeitstransportes in und aus dem Gewebe der Hand
- Entspannung bis in den Nacken

Wenn ich das nicht kann oder Probleme dabei habe?

Bei besonderen Schmerzpunkten verharren Sie auf dieser Stelle, bis der Schmerz geringer wird.

Welche Übungen können mir zur Verbesserung noch gut helfen?
- Kräftigung der Fingerstrecker mit Miniband
- Unterarmdehnung
- Unterarm-Squat

Variante

Alternativ zu einem kleinen Ball können Sie auch eine kleine Rolle nutzen. Dabei ist die punktuelle Wirkung geringer als bei dem kleinen Ball, dafür wird flächiger ausgerollt.

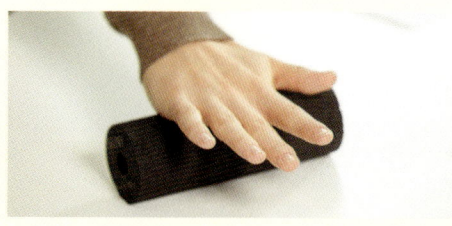

TIPP

Rollen Sie über alle Teilflächen der Hand und nutzen Sie dabei sowohl kreisende Bewegungen als auch lineare Vor- und Zurück-Bewegungen. Rollen Sie langsam und variieren Sie dabei den Druck, um möglichst viele Wahrnehmungen der Hand zu bewirken.

AUSROLLEN DER UNTERARMMUSKULATUR

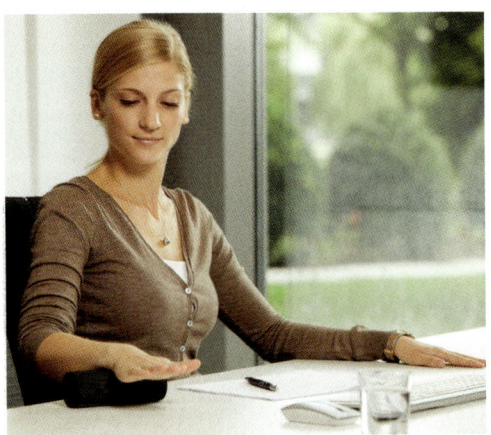
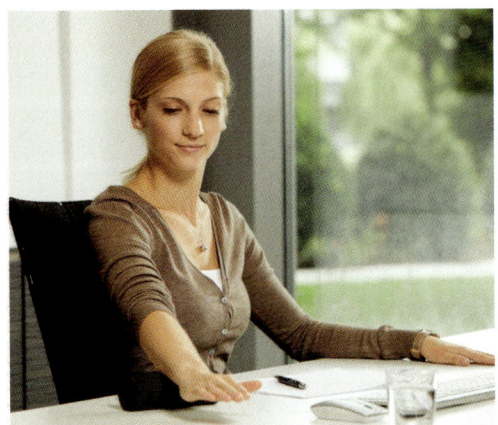

Rollen Sie im Sitzen mit leicht geöffneter Hand Ihren Unterarm über eine kleine Rolle langsam vor und zurück.

🕐 *Je Arm ca. 60 Sekunden*

Wirkung
- Entspannung der Unterarmmuskulatur
- Verbesserungen von Problemen im Bereich Handgelenk/Ellenbogen

Wenn ich das nicht kann oder Probleme dabei habe?

Wenn Sie dabei Schmerzen verspüren, rollen Sie auch die Oberseite der Unterarme aus. Dazu müssen Sie die Übung im Stehen ausführen.

Welche Übungen können mir zur Verbesserung noch gut helfen?
- Ausrollen der Handfaszie
- Unterarmdehnung

Variante

Alternativ kann der Unterarm auch mit einem kleinen Ball oder einer größeren Rolle ausgerollt werden.

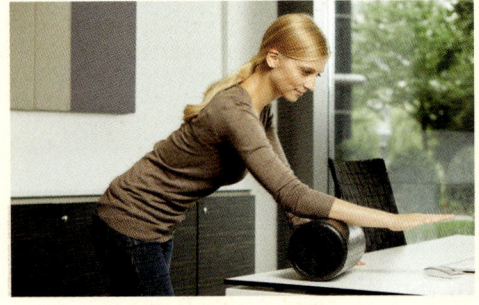

TIPP

Variieren Sie den Druck während der Ausführung, um Ihre sensiblen Bereiche besser erspüren zu können.

UNTERARMDEHNUNG

Stellen Sie sich vor den Schreibtisch. Legen Sie Ihre Hände zu sich gedreht flach auf den Tisch, Ihre Fingerspitzen zeigen zu Ihnen hin und sind etwa auf Höhe der Schreibtischkante. Strecken Sie nun Ihre Ellenbogen und schieben Sie Ihre Schultern langsam nach hinten, hinter die Aufstützfläche. Halten Sie die Dehnung 10 bis 15 Sekunden.

⏱ *3 Wiederholungen*

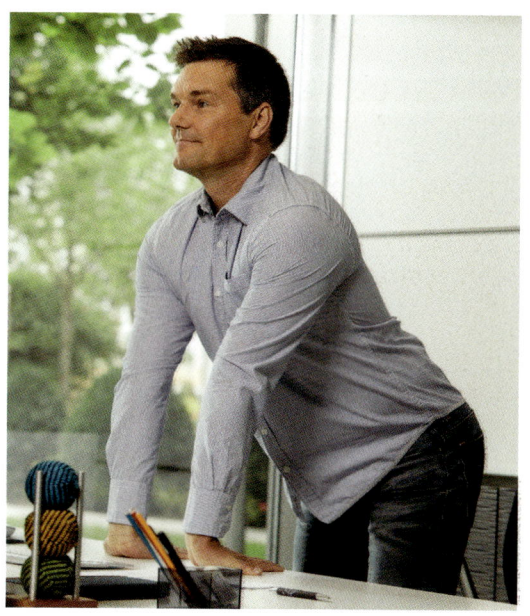

Wirkung
- Dehnung der Hand und Fingerbeugemuskulatur

Wenn ich das nicht kann oder Probleme dabei habe?
In diesem Fall besteht ein Risiko für Erkrankungen der Unterarmmuskulatur. Führen Sie die Übung aus, auch wenn Sie dabei einen Dehnungsschmerz verspüren. Bauen Sie sie in Ihre tägliche Routine ein.

Welche Übungen können mir zur Verbesserung noch gut helfen?
- Oberkörperrotation am Stuhl

Variante
Alternativ können Sie die Unterarmdehnung auch im Stand oder an der Wand ausführen.

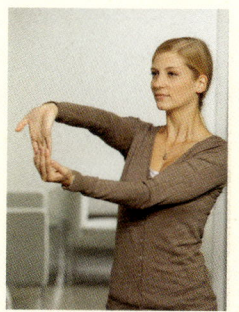 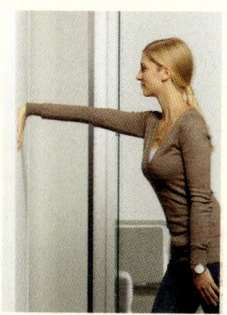

> **TIPP**
> Diese Übung ist wichtig bei Problemen am Unterarm, da der permanenten Beugestellung entgegengewirkt wird.

UNTERARM-SQUAT

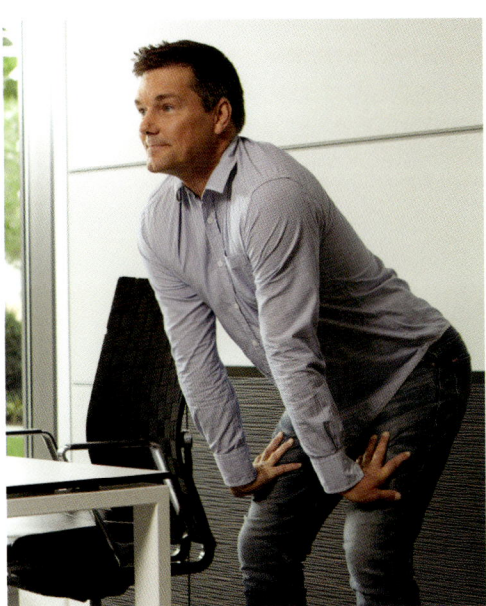 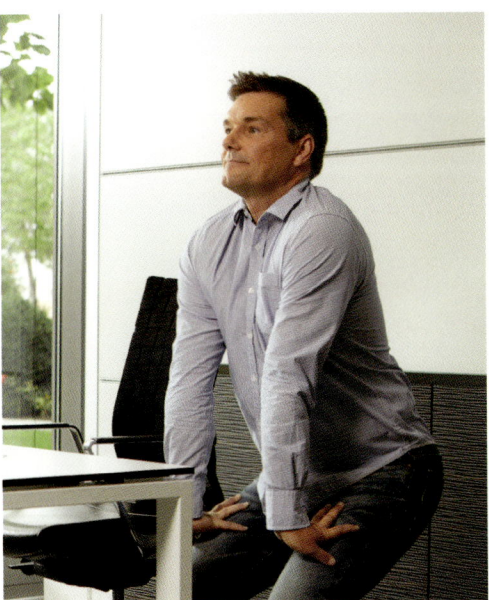

Stellen Sie sich hin und beugen Sie ganz leicht die Knie. Drehen Sie Ihre Hände und legen Sie diese flach auf Ihre Oberschenkel. Die Fingerspitzen zeigen Richtung Hüfte, die Arme sind gestreckt. Senken Sie dann langsam das Gesäß Richtung Boden ab.

🕐 *10 Wiederholungen*

Wirkung
- Dehnung der Finger- und Unterarmbeuger

Wenn ich das nicht kann oder Probleme dabei habe?

In diesem Fall ist Ihre Armmuskulatur bereits deutlich verkürzt. Dehnen sie dringend ihre Hände und Unterarme und spreizen Sie Ihre Hand und Finger regelmäßig.

Welche Übungen können mir zur Verbesserung noch gut helfen?
- Unterarmdehnung

TIPP

Die Fersen sollten bei dieser Übung am Boden bleiben.

KRÄFTIGUNG DER FINGERSTRECKER MIT MINIBAND

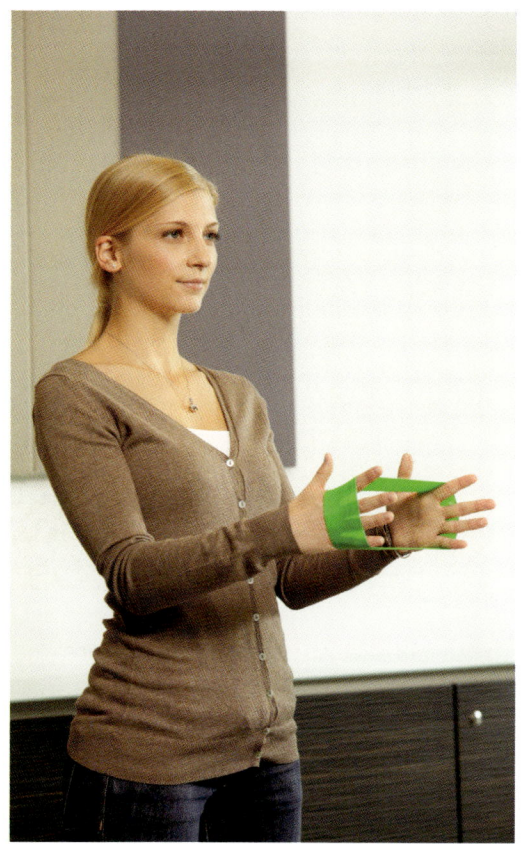

Spreizen Sie Ihre Finger auseinander, während ein Miniband um Ihre beiden Hände gespannt ist.

🕒 *3-mal 10 Wiederholungen*

Wirkung
- Kräftigung der Fingerstrecker

Wenn ich das nicht kann oder Probleme dabei habe?

Ihre Fingerstrecker sind zu schwach entwickelt. Starten Sie ohne Miniband mit der Übung.

Welche Übungen können mir zur Verbesserung noch gut helfen?
- Unterarmdehnung

TIPP

Variieren Sie die Zugstärke des Bandes durch den Abstand der Hände zueinander und spreizen Sie auch den Daumen.

OBERARME

Der Oberarm stellt die Verbindung zwischen Ellenbogen und Schulter dar. Nicht selten strahlen Probleme dieser Region in die Oberarmfaszie auf der Unterseite des Oberarms (Trizeps) aus. Regelmäßiges Rollen, Kräftigen und Dehnen kann einen guten Schutz bieten.

AUSROLLEN DES OBERARMES

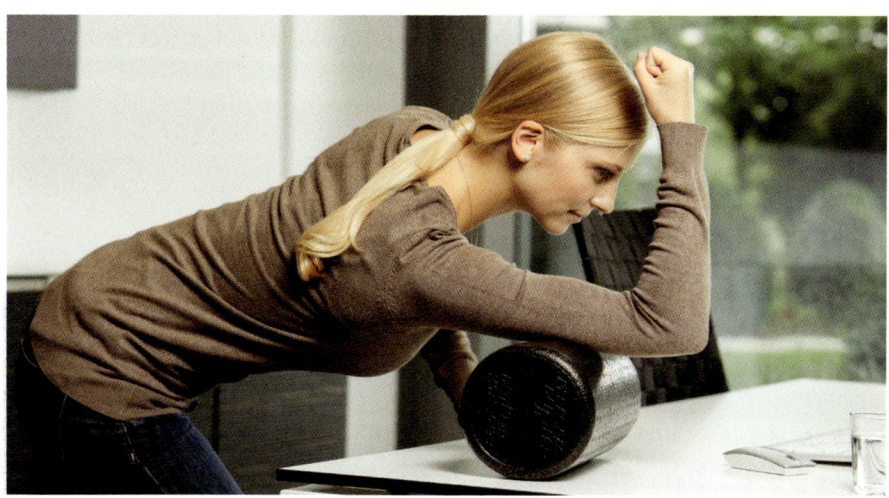

Legen Sie eine große Rolle auf den Schreibtisch und rollen Sie Ihren Oberarm auf der Trizepsseite (Unterseite) langsam aus.

🕐 Je Seite 30 bis 60 Sekunden

Wirkung
- Entspannung der Oberarme

Wenn ich das nicht kann oder Probleme dabei habe?

In diesem Fall ist Ihre Oberarmfaszie gereizt. Lockern Sie Ihre Schultern häufiger und führen Sie Beuge- und Streckbewegungen immer bis zum Ende der Beweglichkeit durch.

Welche Übungen können mir zur Verbesserung noch gut helfen?
- Faszialer Ganzkörper-Stretch
- Oberkörperrotation am Stuhl

Variante

Alternativ können Sie diese Übung an der Wand ausführen.

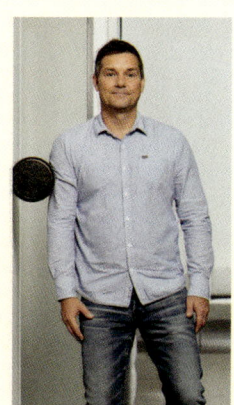

TIPP

Diese Übung lässt sich gut an einem höhenverstellbaren Schreibtisch ausführen. An der Wand kann auch ein kleiner Ball verwendet werden.

SCHULTERACHSE

Ziehen und Drücken sind natürliche Bewegungsmuster der Arme, die im Sitzalltag komplett fehlen. Die Arme sind wie die Schulterblätter muskulär im Schultergürtel fixiert und gesichert. Ihre Beine haben beim Ziehen und Drücken immer eine feste Basis am Boden. Zwischen Schulter und Hüfte kann sich somit die Wirbelsäule optimal lang machen, während Sie Ihre Kräfte entfalten.

ZUGBEWEGUNG DER ARME IM STAND

Stellen Sie sich hin, die Füße hüftbreit auseinander, die Knie etwas gebeugt. Beugen Sie die Wirbelsäule gestreckt leicht nach vorn und halten Sie den Kopf entspannt in Verlängerung der Wirbelsäule. Strecken Sie beide Arme parallel senkrecht zum Oberkörper nach vorn aus und ziehen Sie sie anschließend aktiv gleichzeitig zum Oberkörper. Führen Sie die Bewegung am Anfang langsam, später dann dynamischer aus.

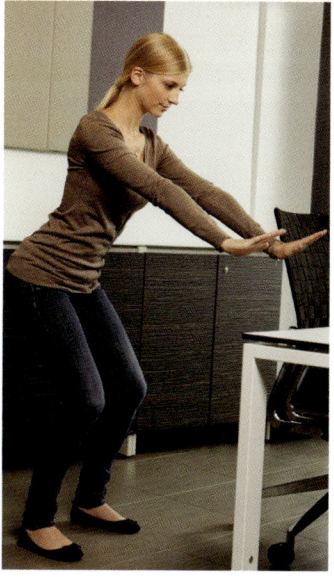 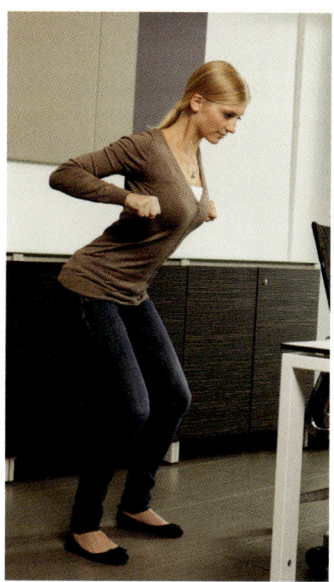

🕐 *3-mal 10 Wiederholungen*

Wirkung
- Kräftigung des Schultergürtels
- Aufrichtung der Brustwirbelsäule
- Kräftigung der Rückenstrecker

Wenn ich das nicht kann oder Probleme dabei habe?

In diesem Fall ist die Beweglichkeit Ihres Schultergürtels stark eingeschränkt. Kreisen Sie häufig mit der Schulter vor und zurück und rollen Sie Brust- und Rückenmuskulatur regelmäßig aus.

Welche Übungen können mir zur Verbesserung noch gut helfen?
- Zugbewegung der Arme im Stand mit Superband
- Einarmiges Ziehen

Variante

Als Variante können Sie etwas in den Händen halten, z. B. zwei Flaschen.

> **TIPP**
>
> Stellen Sie sich einen Widerstand vor, den Sie aktiv heranziehen, ohne dass Ihr Körper sich dabei bewegt. Nutzen Sie den kompletten Bewegungsumfang.

ZUGBEWEGUNG DER ARME IM STAND MIT SUPERBAND

Schlingen Sie das Superband um das Schreibtischbein. Stellen Sie sich hin, die Füße hüftbreit auseinander, die Knie etwas gebeugt. Beugen Sie die Wirbelsäule leicht nach vorn und halten Sie den Kopf entspannt in Verlängerung der Wirbelsäule. Strecken Sie beide Arme, die das Superband halten, parallel senkrecht zum Oberkörper nach vorn und ziehen Sie sie anschließend aktiv zum Oberkörper – zunächst langsam, dann dynamischer.

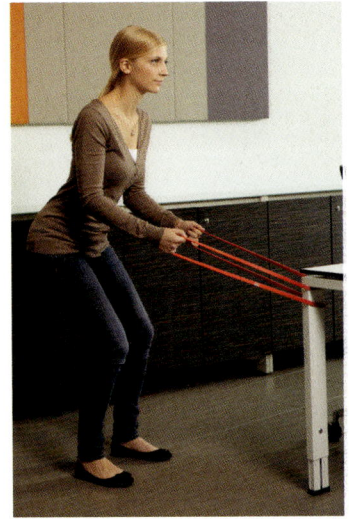 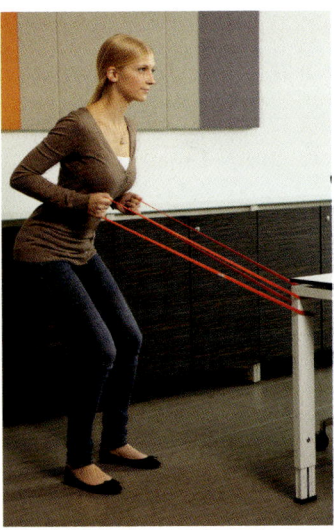

🕒 *3-mal 10 Wiederholungen*

Wirkung
- Kräftigung des Schultergürtels
- Aufrichtung der Brustwirbelsäule
- Kräftigung der Rückenstrecker

Wenn ich das nicht kann oder Probleme dabei habe?

In diesem Fall ist die Beweglichkeit Ihres Schultergürtels stark eingeschränkt. Kreisen Sie häufig mit der Schulter vor und zurück und rollen Sie Brust- und Rückenmuskulatur regelmäßig aus.

Welche Übungen können mir zur Verbesserung noch gut helfen?
- Zugbewegung der Arme im Stand
- Einarmiges Ziehen

TIPP

Die Ausführung mit einem Superband verstärkt die Wirkung der auf Seite 75 beschriebenen Übung. Die Intensität wird deutlich erhöht und kann über den Abstand zum Befestigungspunkt individuell angepasst werden. Bei jeder Bewegungswiederholung ist darauf zu achten, dass der volle Bewegungsumfang und die korrekte Haltung beibehalten werden.

OBERARMROTATION

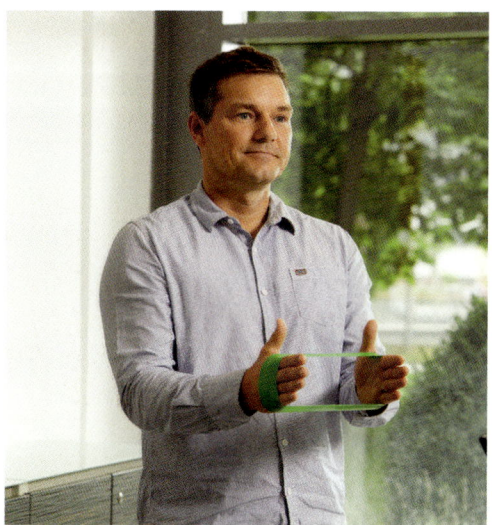 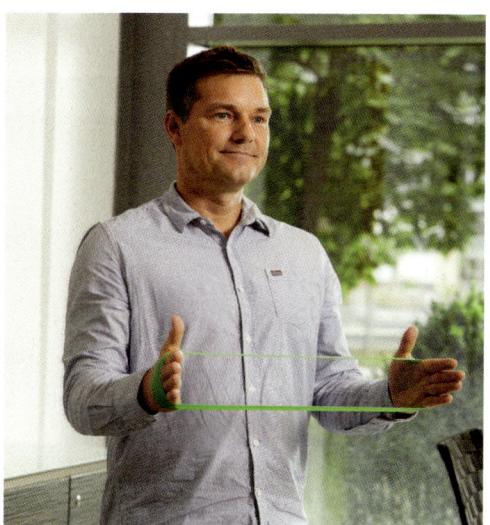

Spannen Sie ein Miniband zwischen Ihren Händen auf. Die Handflächen zeigen parallel zueinander, die Ellenbogen sind im 90-Grad-Winkel gebeugt. Ziehen Sie das Miniband mit Ihren Handrücken auseinander.

🕐 3-mal 10 Wiederholungen

Wirkung
- Kräftigung der Oberarm- und Schultermuskulatur

Wenn ich das nicht kann oder Probleme dabei habe?

Wahrscheinlich sind Ihre Muskeln noch zu schwach oder durch Schmerzen in diesem Bereich gehemmt. Führen Sie die Übung ohne Miniband aus, indem Sie nur den Unterarm nach außen drehen.

Welche Übungen können mir zur Verbesserung noch gut helfen?
- Zugbewegung der Arme im Stand (beid- und einarmig)
- Zugbewegung der Arme im Stand mit Superband (beid- und einarmig)

> **TIPP**
> Versuchen Sie Ihre Ellenbogen dabei nah am Körper zu halten, um die volle Wirkung auf die Schulter zu erzielen.

78 LEBENSVERLÄNGERNDE ÜBUNGEN

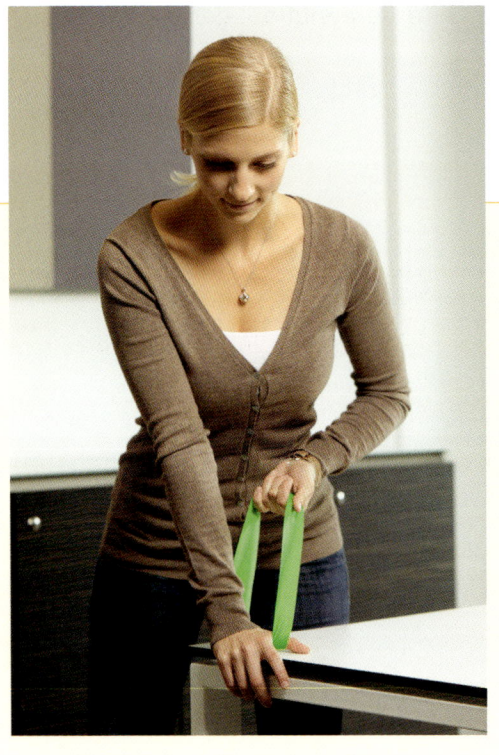

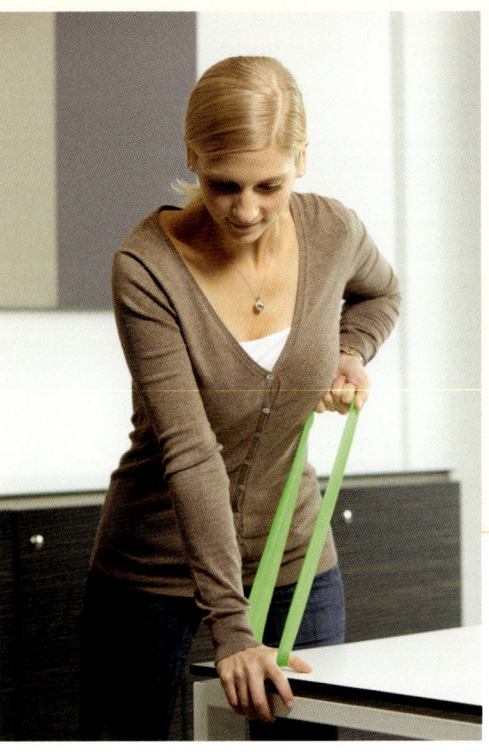

EINARMIGES ZIEHEN

Fixieren Sie im Stand mit einer Hand das Miniband an der Tischkante und ziehen Sie mit der anderen Hand daran, bis sich die Hand auf Höhe des Brustkorbs befindet. Der Arm an der Tischkante bleibt die ganze Zeit gestreckt und aufgestützt.

Je Seite 15 Wiederholungen

Wirkung
- Kräftigung der Oberarm- und Schultermuskulatur

Wenn ich das nicht kann oder Probleme dabei habe?

Vermutlich ist Ihre Beweglichkeit im Schulterbereich noch eingeschränkt. Starten Sie zunächst mit den beidarmigen Übungen und lockern Sie Ihre Schultern zwischendurch.

Welche Übungen können mir zur Verbesserung noch gut helfen?
- Zugbewegung der Arme im Stand (beidarmig)
- Zugbewegung der Arme im Stand mit Superband (beidarmig)

TIPP

Ziehen Sie Ihren Ellenbogen nah am Körper zu sich heran. Wenn Sie stärker werden, können Sie auf ein Miniband mit mehr Widerstand wechseln.

GANZKÖRPERFLEXIBILITÄT

Sitzen beeinträchtigt die Beweglichkeit des ganzen Körpers negativ. Anstelle von Einzelübungen sind Ganzkörperdehnungen sinnvoll, bei denen Sie sich langsam faszial in die Endposition (maximale Dehnung) hineinarbeiten und möglichst viele Teile des Körpers integriert werden – ähnlich wie bei einer Katze, die sich reckt und streckt, bevor Sie losläuft.

FASZIALER GANZKÖRPER-STRETCH

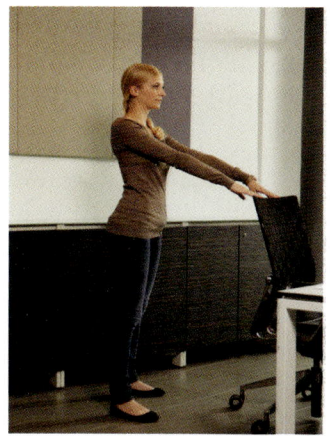 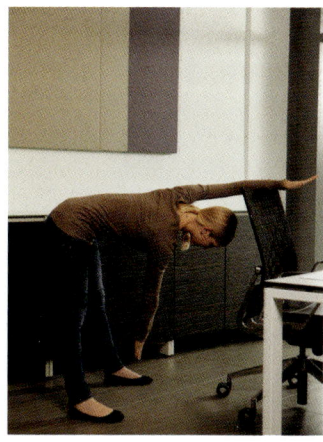 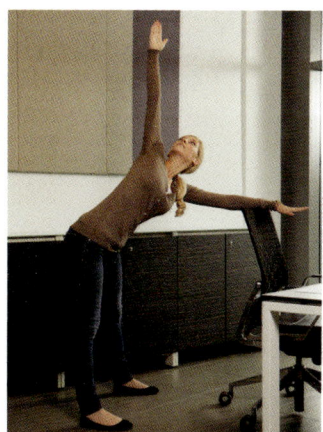

Stellen Sie sich aufrecht hinter Ihre Stuhllehne und legen Sie die Arme zunächst auf den oberen Lehnenrand. Führen Sie dann einen Arm langsam möglichst tief in Richtung Boden, wobei der andere Arm gestreckt auf der Lehne liegen bleibt. Anschließend führen Sie den Arm von unten in eine möglichst hohe Endposition. Der andere Arm bleibt weiter gestreckt auf der Lehne liegen. Halten Sie die Endpositionen immer für eine Sekunde. Die Beine bleiben während der ganzen Übung gestreckt.

🕐 *Je Seite 30 Sekunden*

Wirkung
- Fasziale Ganzkörperdehnung des ganzen Körpers
- Große Entspannungswirkung

Wenn ich das nicht kann oder Probleme dabei habe?
In diesem Fall ist Ihre Flexibilität deutlich eingeschränkt und muss dringend verbessert werden. Nutzen Sie jede Möglichkeit sich zu dehnen, indem Sie Ihren Oberkörper nach vorn sinken lassen und versuchen Ihre Fußspitzen zu berühren.

Welche Übungen können mir zur Verbesserung noch gut helfen?
- Körperrückseiten-Stretch mit Rolle

TIPP
Je nach Beweglichkeit können Sie unterschiedlich weite Bewegungen ausführen. Versuchen Sie immer, langsam bis in eine dehnende Endposition zu kommen. Bewegen Sie sich variantenreich und kreativ.

KÖRPERRÜCKSEITEN-STRETCH MIT ROLLE

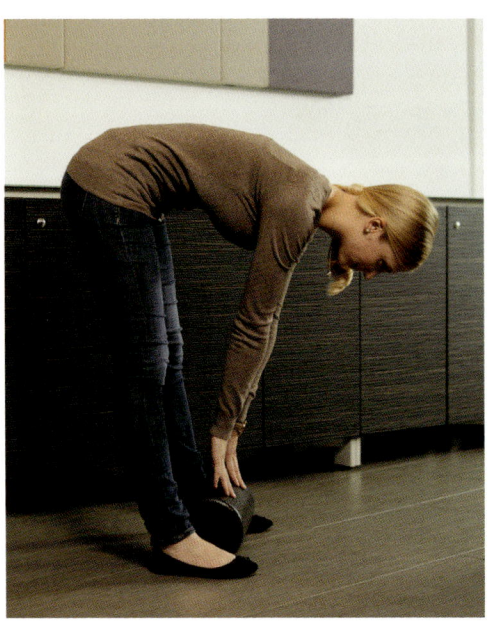 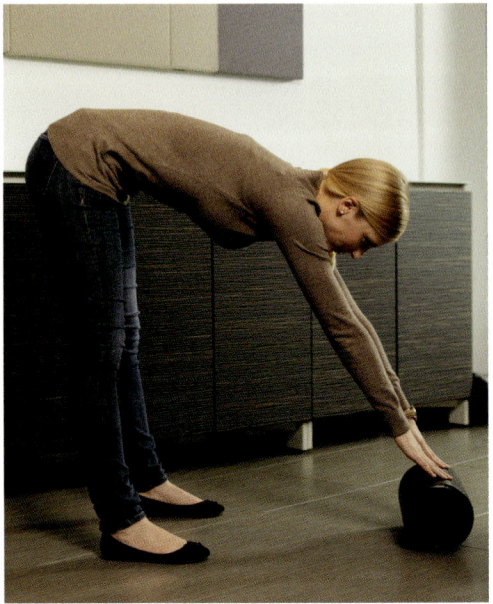

Legen Sie die große Rolle auf den Boden vor sich. Beugen Sie Ihren Oberkörper nach vorn, bis Sie die Rolle mit den Händen berühren können. Rollen Sie die Rolle langsam so weit es geht nach vorn und wieder zurück.

🕒 3-mal 20 Sekunden

Wirkung
- Fasziale Ganzkörperdehnung der Streckmuskulatur der Körperrückseite

Wenn ich das nicht kann oder Probleme dabei habe?
In diesem Fall ist Ihre Körperrückseite zu fest und unbeweglich. Führen Sie kleine Mikrobewegungen in der gebeugten Position aus.

Welche Übungen können mir zur Verbesserung noch gut helfen?
- Faszialer Ganzkörper-Stretch
- Oberkörperrotation am Stuhl

TIPP
Ihre Beine müssen unbedingt gestreckt bleiben, weil sonst die Zugwirkung auf die Körperrückseite verringert wird. Arbeiten Sie langsam und atmen Sie bewusst lange aus.

RÜCKEN-STRETCH IM SITZEN

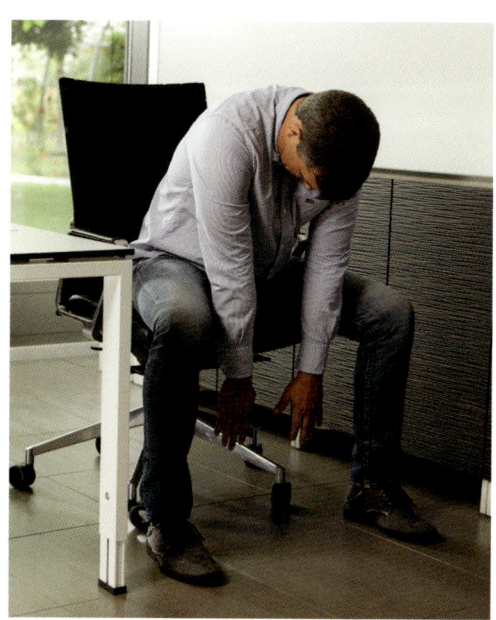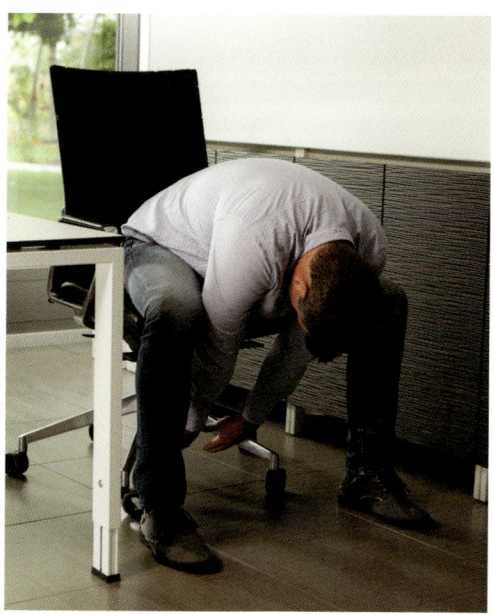

Beugen Sie Ihren Oberkörper im Sitzen langsam so weit es geht nach unten. Führen Sie die Hände zwischen den Beinen zunächst Richtung Boden und versuchen Sie dann, möglichst lang nach hinten durchzugreifen.

🕐 *10 Wiederholungen*

Wirkung
- Dehnung des oberen und unteren Rückens

Wenn ich das nicht kann oder Probleme dabei habe?

In diesem Fall ist Ihr Rücken zu fest und unbeweglich. Nutzen Sie jede Möglichkeit sich zu dehnen, indem Sie Ihren Oberkörper nach vorn sinken lassen und versuchen ihre Fußspitzen zu berühren.

Welche Übungen können mir zur Verbesserung noch gut helfen?
- Faszialer Ganzkörper-Stretch
- Körperrückseiten-Stretch mit Rolle

TIPP

Die Rollen am Stuhl sollten bei dieser Übung fixiert sein, damit Sie nicht wegrollen.

DYNAMISCHER RÜCKENAKTIVIERER

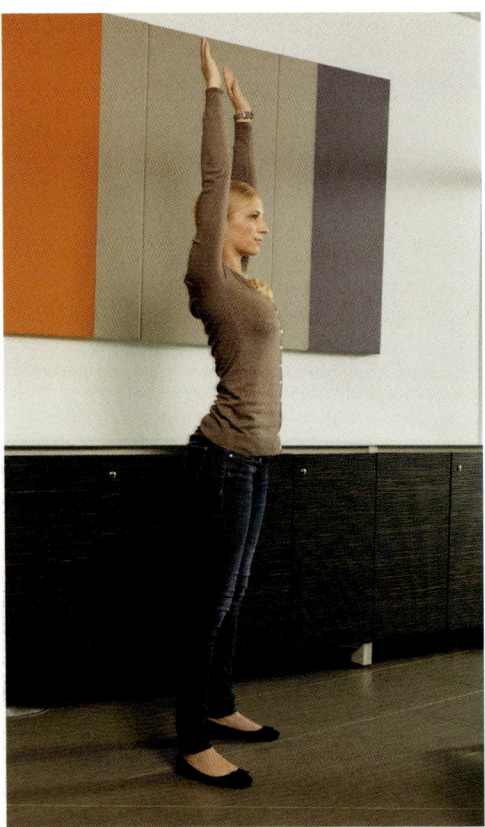

Strecken Sie Ihre Arme im Stand nach oben aus und lassen Sie dann Ihren gesamten Oberkörper dynamisch nach unten »fallen«, als ob Sie einen Gegenstand weit durch die Beine schwingen wollten. Danach kommt Ihr Oberkörper elastisch zurück in die aufrechte Position.

🕒 5 bis 10 Wiederholungen

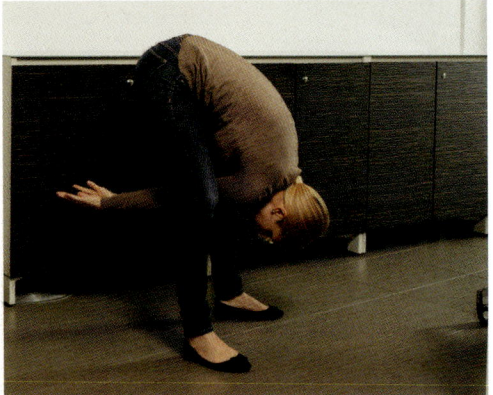

Wirkung
- Dynamische Dehnung der Lumbalfaszie und der hinteren Faszienlinie

Wenn ich das nicht kann oder Probleme dabei habe?
In diesem Fall sind Sie auf der Körperrückseite verspannt und unbeweglich. Nutzen Sie jede Möglichkeit sich zu dehnen, indem Sie Ihren Oberkörper nach vorn sinken lassen und versuchen ihre Fußspitzen zu berühren.

Welche Übungen können mir zur Verbesserung noch gut helfen?
- Faszialer Ganzkörper-Stretch
- Oberkörperrotation am Stuhl

> **TIPP**
> Beginnen Sie die ersten Wiederholungen langsam und steigern Sie dann langsam die Dynamik. Versuchen Sie die Übung als elastische Dehnübung und nicht als Kraftübung auszuführen.

OBERKÖRPERROTATION AM STUHL

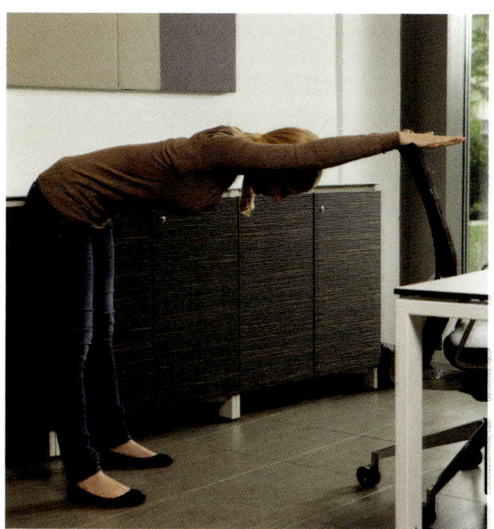 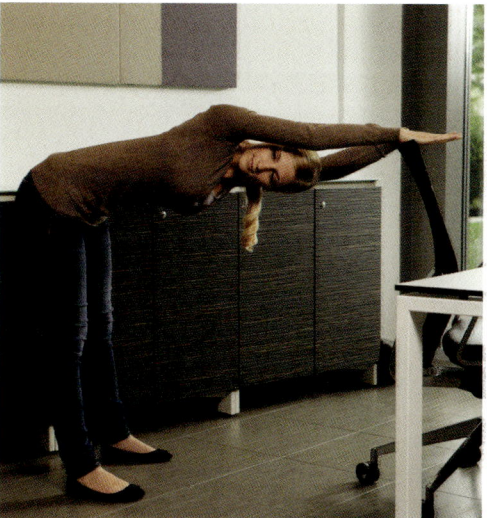

Stellen Sie sich hinter einen Stuhl. Legen Sie die Hände auf die obere Kante der Rückenlehne und treten Sie so weit zurück, dass Oberkörper und Arme eine waagerechte Linie im rechten Winkel zu den Beinen bilden. Die Beine bleiben gerade. Versuchen Sie nun, im Wechsel immer unter einem Arm hindurch zur Seite zu schauen.

Je Seite 10 Wiederholungen

Wirkung
- Dehnung der seitlichen Rumpfmuskeln

Wenn ich das nicht kann oder Probleme dabei habe?

In diesem Fall sind Ihre seitlichen Rumpfmuskeln zu fest und müssen gedehnt werden. Rotieren Sie im Sitzen häufiger bewusst mit dem Oberkörper zur Seite.

Welche Übungen können mir zur Verbesserung noch gut helfen?
- Faszialer Ganzkörper-Stretch
- Körperrückseiten-Stretch mit Rolle

TIPP

Wenn Ihnen die Rotation des Oberkörpers nicht gut gelingt, heben Sie den Arm, unter dem Sie hindurchschauen, leicht an.

EINBEIN- UND HÜFTACHSENSTABILITÄT

Wer häufig und lange sitzt, dem gehen Kraft und Balance in den Beinen verloren, da diese es nicht mehr gewohnt sind, das Gewicht in der Fortbewegung zu stabilisieren. Fuß-, Hüft und Knieprobleme und sogar Stürze können die Folge sein. Gezielte einbeinige Übungen können helfen, Kraft und Balance wiederzuerlangen. Ein Bein muss das Gewicht des Körpers stabil halten können.

EINBEIN- UND HÜFTACHSENSTABILITÄT   87

FUSS- UND WADENAKTIVIERER

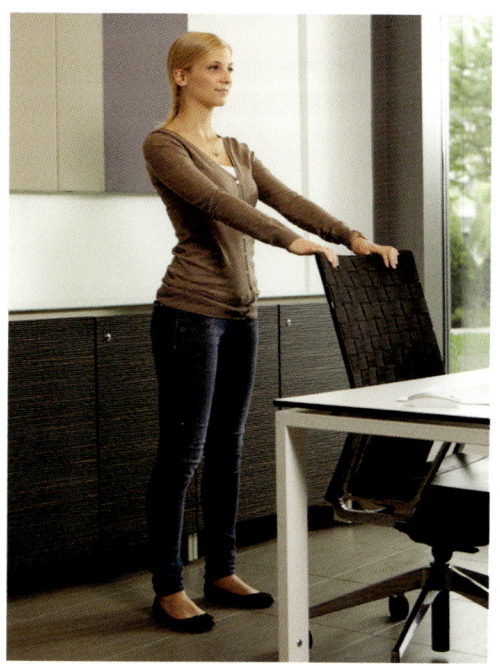 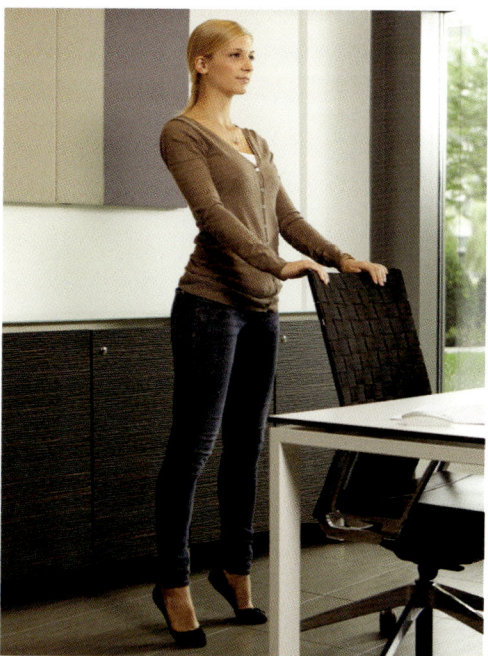

Stellen Sie sich hinter Ihren Schreibtischstuhl. Halten Sie sich an der Lehne fest und strecken Sie beide Sprunggelenke maximal, sodass der ganze Körper nach oben gehoben wird. Aktivieren Sie bei der Hüftstreckung auch Ihre Gesäßmuskeln.

🕒 *Mindestens 20 Wiederholungen*

Wirkung
- Kräftigung der Streckmuskulatur von den Füßen bis zur Hüfte

Wenn ich das nicht kann oder Probleme dabei habe?

In diesem Fall sind Ihre Sprunggelenke (oder Ihre Schuhe) zu fest und unflexibel. Aktivieren Sie Ihre Füße vorab durch Fußkreisen in der Luft und üben Sie ohne Schuhe.

Welche Übungen können mir zur Verbesserung noch gut helfen?
- Ausrollen der Fußsohlen
- Einbeinige Balance-Challenge
- Toe-Touch-Circle

TIPP
Ohne Stuhlunterstützung ist die Übung noch besser. Ohne Schuhe wirkt sie außerdem nachhaltiger.

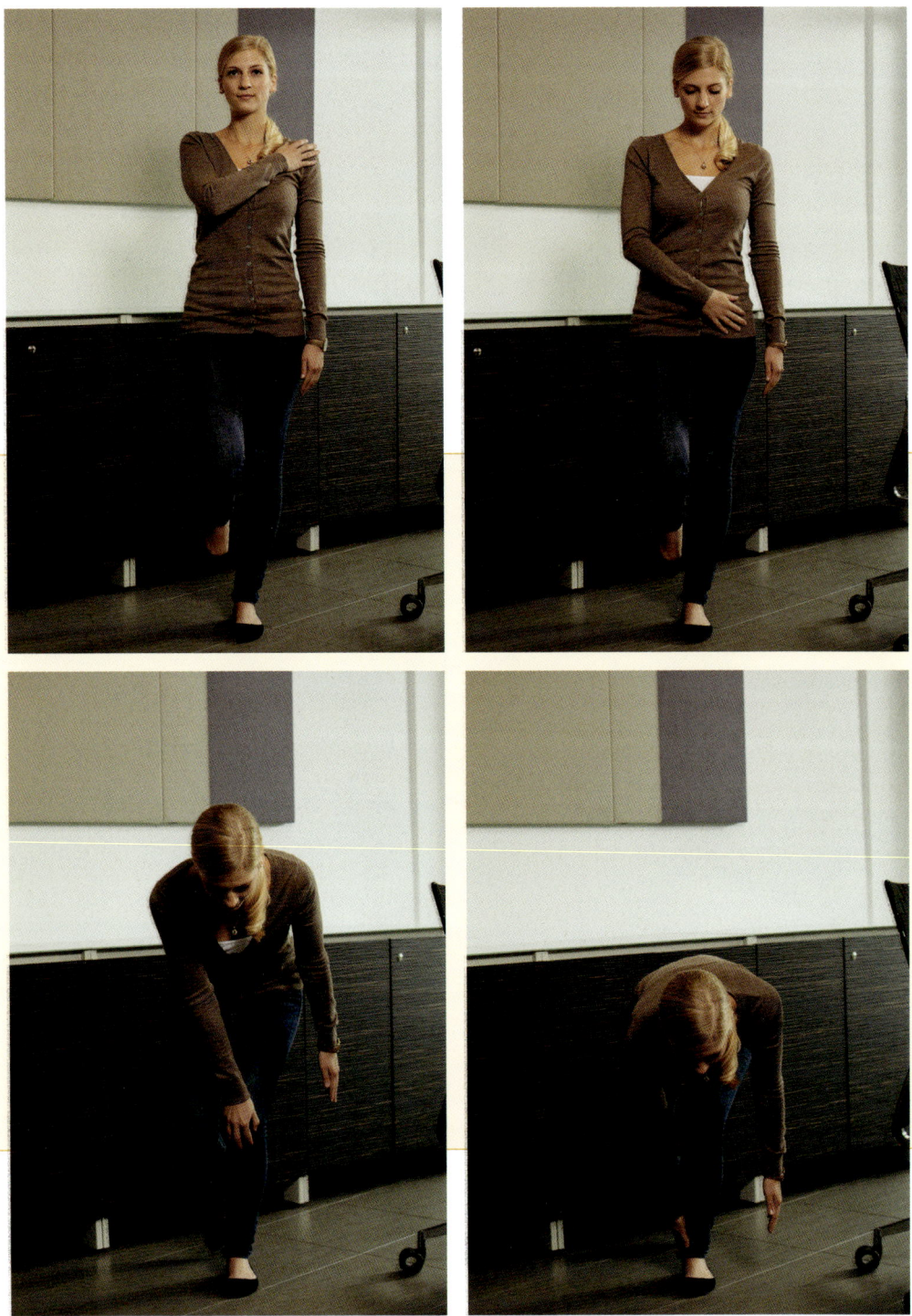

EINBEINIGE BALANCE-CHALLENGE

Stellen Sie sich auf ein Bein und versuchen Sie mit der gegenüberliegenden Hand zuerst Ihre Schulter, dann Ihre Hüfte, dann Ihr Knie und dann Ihr Sprunggelenk auf der Standbeinseite für eine Sekunde zu berühren. Bleiben Sie dabei immer in der Einbein-Balance.

🕐 *Je Seite 3 bis 5 Wiederholungen*

Wirkung
- Verbesserung der Hüftstabilität und Hüftflexibilität
- Verbesserung der Balance

Wenn ich das nicht kann oder Probleme dabei habe?

In diesem Fall ist Ihre Koordination, speziell Ihre Balance nicht gut ausgeprägt. Auch eine fehlende Flexibilität und/oder Stabilität in der Hüfte kann die Ursache sein. Nutzen Sie jede Chance für Einbeinübungen, zum Beispiel morgens beim Zähneputzen.

Welche Übungen können mir zur Verbesserung noch gut helfen?
- Toe-Touch-Circle

> **TIPP**
>
> Wenn Ihnen die Position zu instabil ist, halten Sie sich entweder mit der anderen Hand fest (zum Beispiel am Stuhl) oder beenden Sie die Übung schon am Kniegelenk.

TOE-TOUCH-CIRCLE

Stellen Sie sich aufrecht im Einbeinstand hin. Berühren Sie mit dem großen Zeh des freien Fußes nacheinander den Boden vorn, seitwärts, hinten und zur anderen Seite. Bei der letzten Bewegung überkreuzen sich die Beine, wobei das Spielbein hinter dem Standbein entlanggeführt wird.

🕒 *Je Seite 5 Wiederholungen*

Wirkung
- Verbesserung von Hüftstabilität und Flexibilität
- Steigerung der Balancefähigkeit

Wenn ich das nicht kann oder Probleme dabei habe?

In diesem Fall fehlt es Ihnen an Hüftstabilität und/oder -flexibilität und/oder Ihr Gleichgewichtssinn ist nicht gut ausgeprägt. Nutzen Sie jede Chance für Einbeinübungen, zum Beispiel morgens beim Zähneputzen.

Welche Übungen können mir zur Verbesserung noch gut helfen?
- Einbeinige Balance-Challenge

> **TIPP**
> Das ganze Gewicht bleibt auf dem Standbein. Die Fußspitze des Spielbeins berührt den Boden nur sanft.

EINBEIN- UND HÜFTACHSENSTABILITÄT

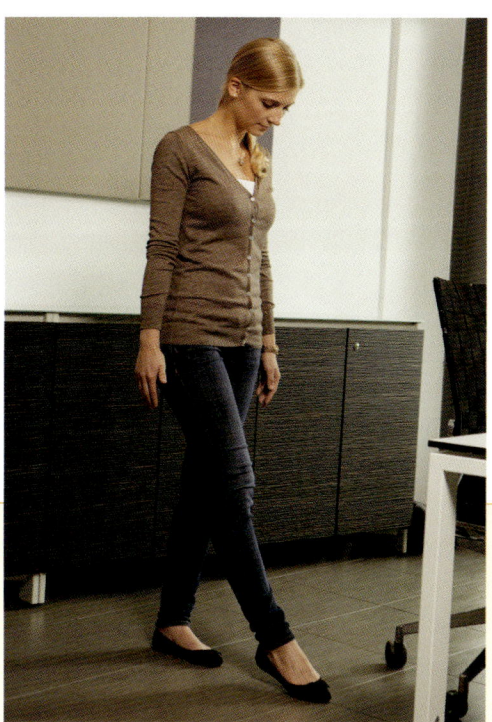
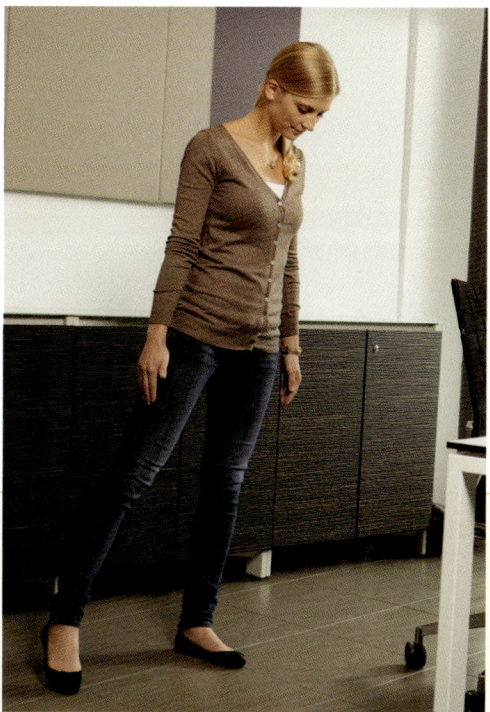
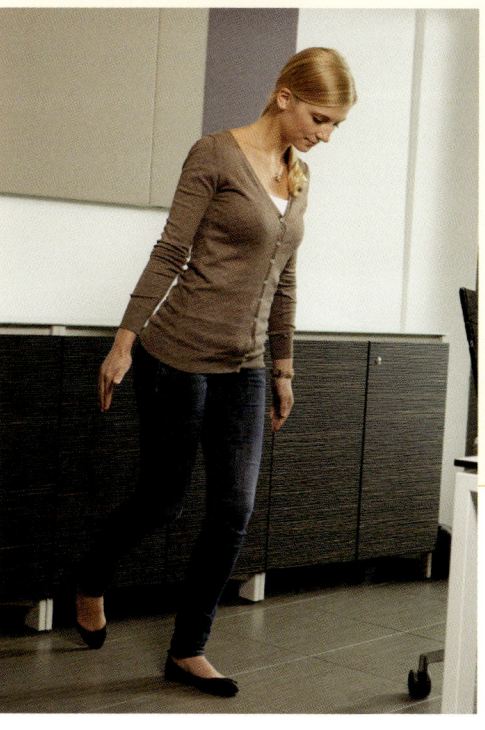
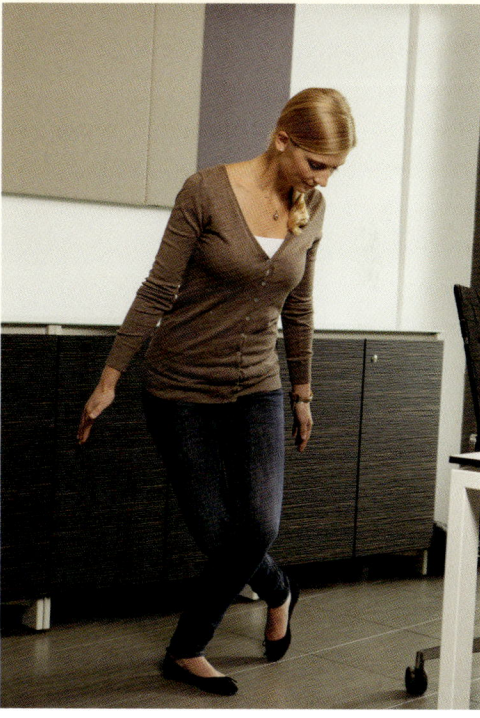

92 LEBENSVERLÄNGERNDE ÜBUNGEN

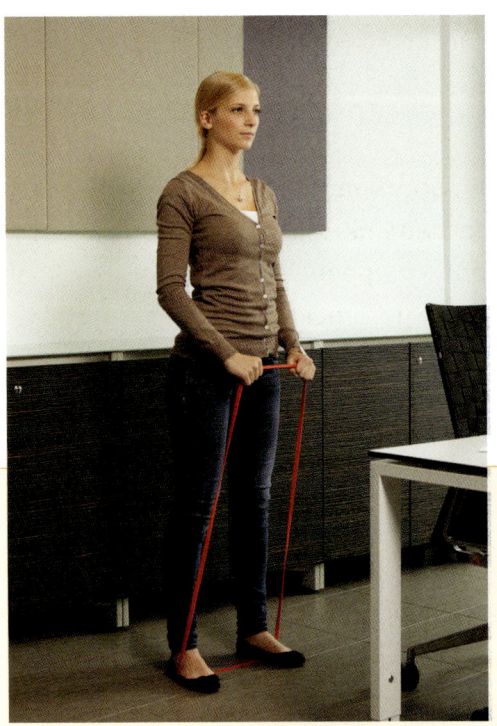
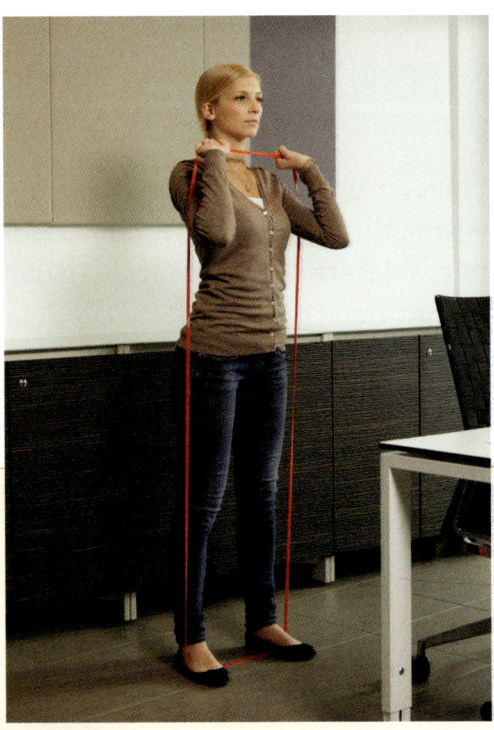
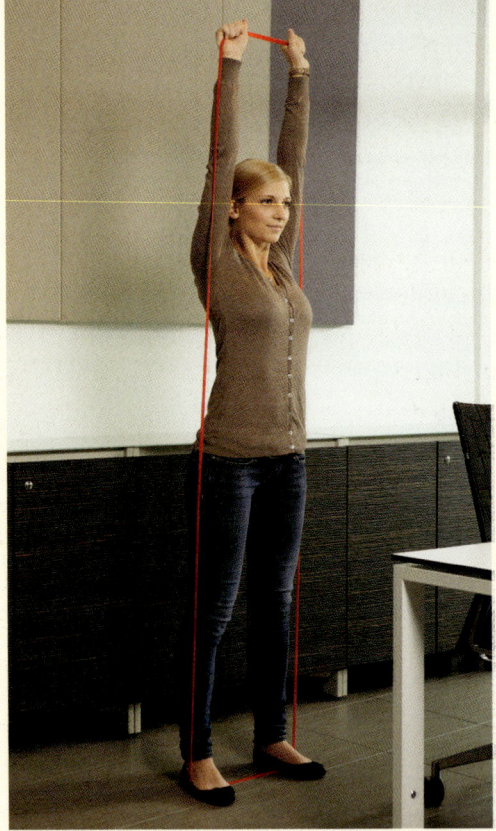

GANZKÖRPERSTRECKUNG MIT SUPERBAND

Stellen Sie sich mit beiden Füßen in das Superband und greifen Sie es mit beiden Händen. Ziehen Sie nun das Superband bis zur Schulter, indem Sie Ihre Unterarme und Handrücken nach oben klappen. Von hier aus strecken Sie das Band nach oben, bis Ihre Arme ganz gestreckt sind.

🕐 *5 bis 10 Wiederholungen*

Wirkung
- Kräftigung der gesamten Streckmuskulatur des Körpers

Wenn ich das nicht kann oder Probleme dabei habe?
Eventuell ist das Superband zu stark. Auch könnte Ihre Schulterflexibilität für Überkopfübungen nicht ausreichen. Starten Sie ohne Superband mit Streckbewegungen des ganzen Körpers.

Welche Übungen können mir zur Verbesserung noch gut helfen?
- Arm- und Brustwirbelsäulenstreckung im Sitzen
- Unterstützte Streckung der Brustwirbelsäule

TIPP
Stellen Sie sich sicher auf das Band, damit es nicht nach oben schnellen kann. In der Endposition befinden sich Füße, Hüfte, Schultern und Hände in einer geraden Linie.

Variante
Als Variante können Sie die Ganzkörperstreckung mit Superband im Einbeinstand abschließen. Verlagern Sie in der Endposition Ihr Gewicht auf ein Bein und halten Sie diese Position 10 Sekunden, bevor Sie zum anderen Bein wechseln.

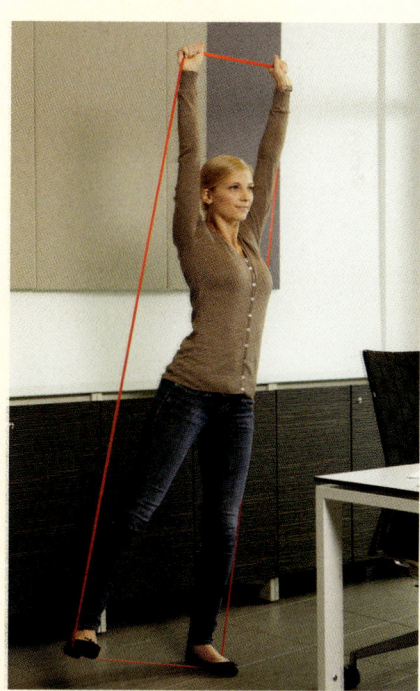

HALS- UND NACKENREGION

Dieser Bereich, in dem die größten Muskelverspannungen auftreten können, muss ganz besonders bewegt werden. Ein Muskel, der Bewegung erfährt (Anspannung und Dehnung), bleibt normal aktiviert und sendet weniger Schmerzsignale. Führen Sie die Übungen rechtzeitig und präventiv durch und nicht erst, wenn der Schmerz zu stark geworden ist.

KINNSCHIEBER

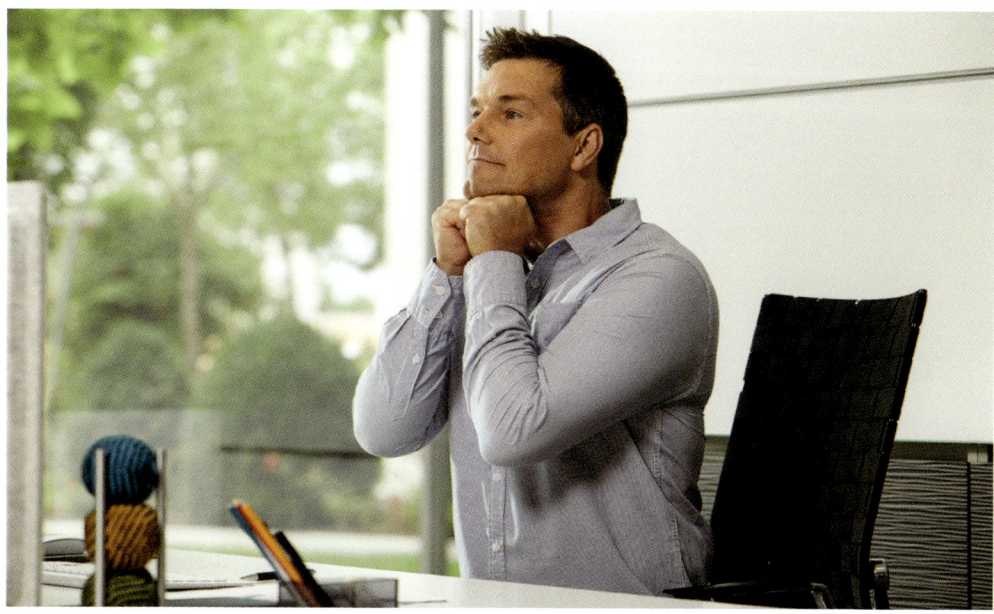

Legen Sie Ihre Fäuste unter das Kinn und versuchen Sie langsam und mit zunehmenden Druck Ihren Kopf nach oben wegzuschieben. Der Kopf hält dagegen, sodass die Muskeln sich zwar anspannen, es aber zu keiner Bewegung kommt.

🕒 *5 Wiederholungen mit jeweils 5 Sekunden Halten der Spannung*

Wirkung
- Kräftigung der Halsmuskulatur

Wenn ich das nicht kann oder Probleme dabei habe?
In diesem Fall ist Ihre Bewegungsfähigkeit in der Schulter-Nacken-Region eingeschränkt. Lockern Sie Ihre Schultern regelmäßig und ziehen Sie immer wieder bei gestreckter Halswirbelsäule Ihr Kinn zum Brustbein.

Welche Übungen können mir zur Verbesserung noch gut helfen?
- Nackendehner

TIPP
Ihre Halsmuskulatur als Gegenspieler der Nackenmuskulatur wird sich bei dieser isometrischen Übung stark anspannen. Steigern Sie langsam die Intensität bei der Ausführung.

NACKENDEHNER

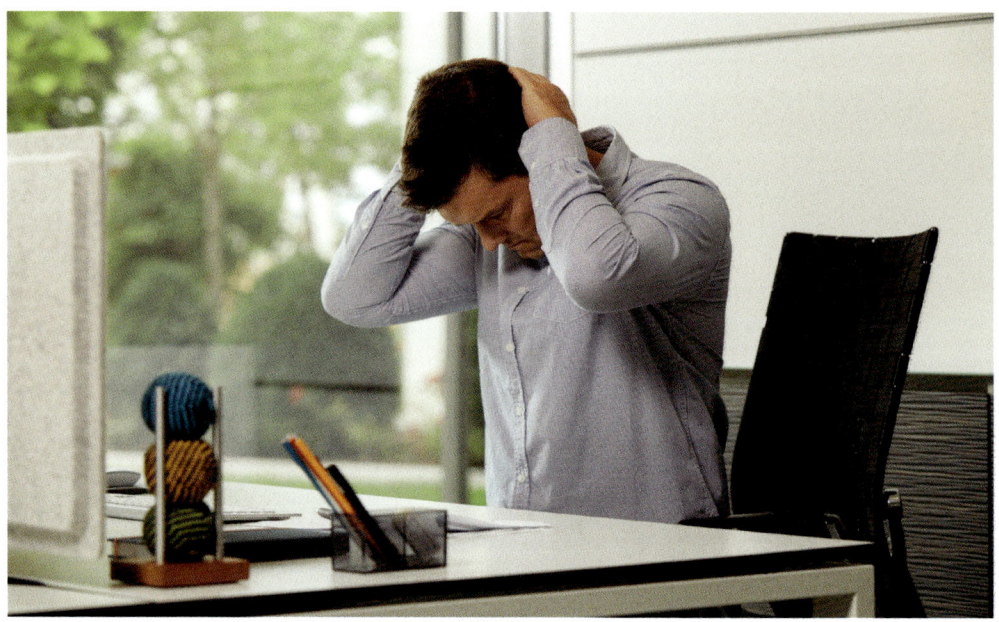

Legen Sie Ihre Hände in den Nacken. Lassen Sie den Kopf langsam nach vorn absinken, wobei das Gewicht der Arme die Bewegung intensiviert. Atmen Sie dabei aktiv ein und aus – bei jedem Ausatmen lassen Sie die Spannung etwas mehr los, sodass der Kopf weiter nach vorn sinken kann.

🕐 *5 Wiederholungen à 3 Ausatemzüge*

Wirkung
- Dehnung der Nackenmuskulatur

Wenn ich das nicht kann oder Probleme dabei habe?

In diesem Fall ist Ihre Nackenmuskulatur verspannt und muss dringend gedehnt werden. Ziehen Sie immer wieder bei gestreckter Halswirbelsäule Ihr Kinn zum Brustbein.

Welche Übungen können mir zur Verbesserung noch gut helfen?
- Kopfdreher
- Kinnschieber

TIPP

Ziehen Sie nicht aktiv mit den Armen und bleiben Sie während der ganzen Übung aufrecht sitzen.

HALS- UND NACKENREGION   97

KOPFDREHER

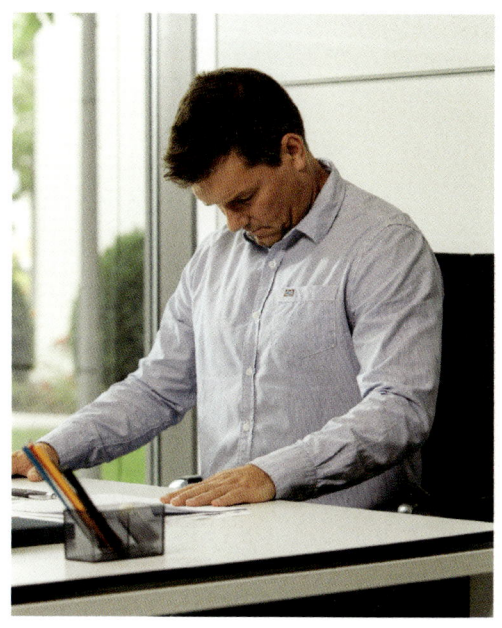 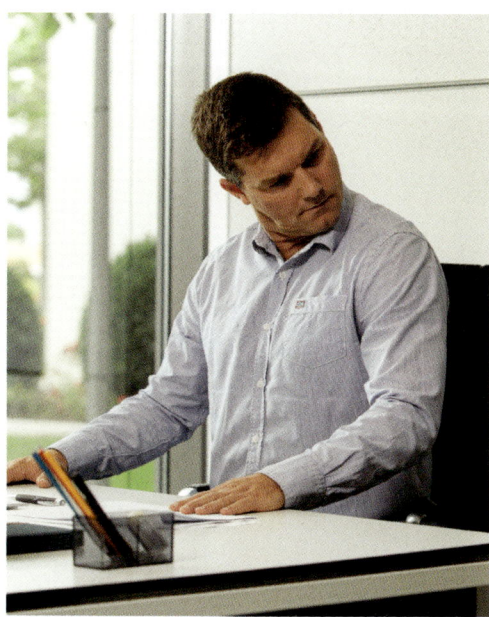

Neigen Sie im aufrechten Sitz Ihren Kopf so weit es geht nach vorn (Kinn zur Brust). Drehen Sie dann Ihren Kopf langsam im Wechsel immer 90 Grad nach rechts und links. Behalten Sie die Dehnspannung während dieser Bewegung bei.

🕒 *Je Seite 10 Wiederholungen*

Wirkung
- Dehnung der Nackenmuskulatur

Wenn ich das nicht kann oder Probleme dabei habe?
In diesem Fall ist Ihr Nacken sehr verspannt. Starten Sie nur mit der Beuge-Streck-Bewegung und gewöhnen Sie sich langsam wieder an die Bewegung.

Welche Übungen können mir zur Verbesserung noch gut helfen?
- Seitliche Nackendehnung
- Kinnschieber
- Schulterschieber

TIPP
Spüren Sie, wie die Spannung bei der Bewegung mitwandert, und bleiben Sie während der ganzen Übung aufrecht sitzen.

SEITLICHE NACKENDEHNUNG

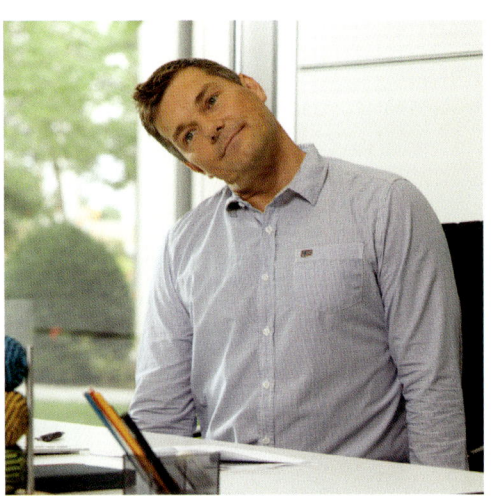 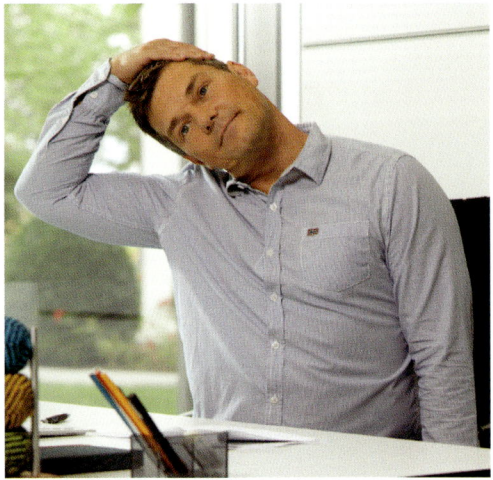

Setzen Sie sich aufrecht hin. Neigen Sie Ihren Kopf langsam seitlich und greifen Sie dann mit Ihrer Hand über den Kopf. Fixieren Sie den anderen Arm, indem Sie unter die Stuhlkante fassen. Nun ziehen Sie mit der oberen Hand Ihren Kopf sanft in eine angenehme Dehnposition. Halten Sie diese Dehnposition für etwa 10 bis 15 Sekunden oder zwei Ausatemzüge lang.

Je Seite 2 bis 3 Wiederholungen

Wirkung
- Dehnung der seitlichen Nackenmuskulatur

Wenn ich das nicht kann oder Probleme dabei habe?

In diesem Fall ist Ihr Nacken stark verspannt und Ihre Bewegungsfähigkeit eingeschränkt. Starten Sie mit kleinsten Bewegungen und ziehen Sie immer wieder bei gestreckter Halswirbelsäule Ihr Kinn zum Brustbein.

Welche Übungen können mir zur Verbesserung noch gut helfen?
- Kopfdreher
- Kinnschieber
- Schulterschieber

TIPP

Der untere Arm fixiert nur die Schulterseite und zieht nicht aktiv nach unten.

HALS- UND NACKENREGION 99

SCHULTERSCHIEBER

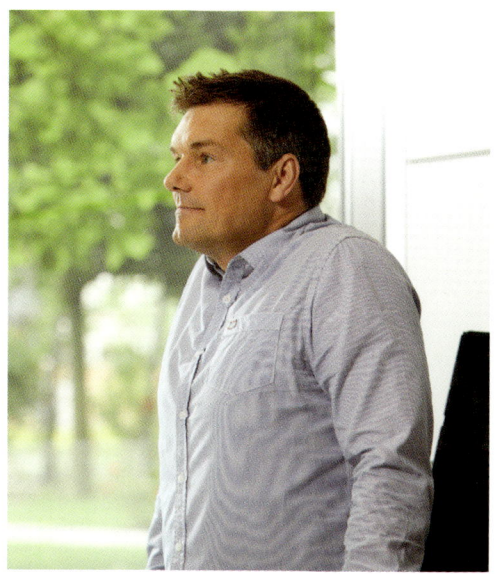 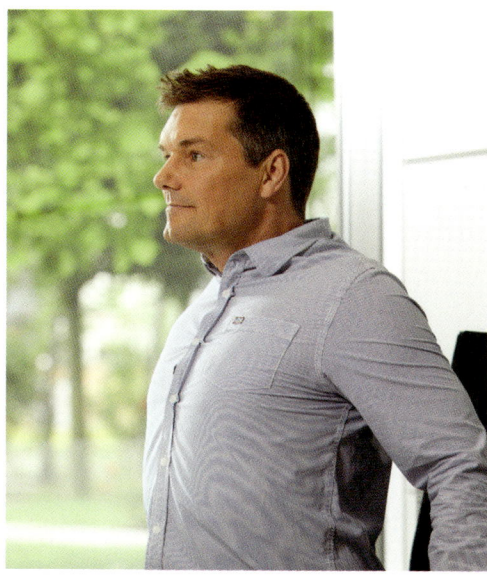

Sitzen Sie aufrecht und ziehen Sie Ihre Schultern langsam so weit es geht nach oben. Dann schieben Sie Ihre Schulter so weit es geht nach hinten unten zurück.

🕑 *10 langsame Wiederholungen*

Wirkung
- Aktivierung des Schultergürtels
- Dehnung des oberen Rückens

Wenn ich das nicht kann oder Probleme dabei habe?

In diesem Fall ist Ihr Nacken stark verspannt und Ihre Bewegungsfähigkeit eingeschränkt. Starten Sie mit kleinsten Bewegungen. Lassen Sie Ihre Schultern immer wieder bewusst absinken oder versuchen Sie, die Schultern langsam gleichmäßig locker nach vorn zu rotieren.

Welche Übungen können mir zur Verbesserung noch gut helfen?
- Kopfdreher
- Kinnschieber

TIPP
Die Bewegung geht bei dieser Übung vom Schultergürtel aus. Versuchen Sie, bei der Bewegung den maximalen Bewegungsumfang der Schulter auszunutzen und den Kopf dabei unbewegt zu halten.

BRUSTWIRBELSÄULE

Der Bereich der Brustwirbelsäule muss muskulär den Schultergürtel tragen. Durch häufiges Sitzen rundet sich die Brustwirbelsäule zu stark. Sie muss daher regelmäßig gestreckt werden. Ebenso gehören Rotationsbewegungen zum Repertoire einer flexiblen Brustwirbelsäule.

UNTERSTÜTZTE STRECKUNG DER BRUSTWIRBELSÄULE

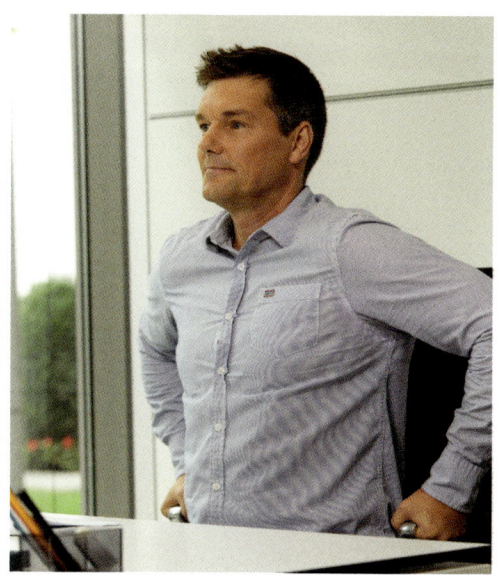
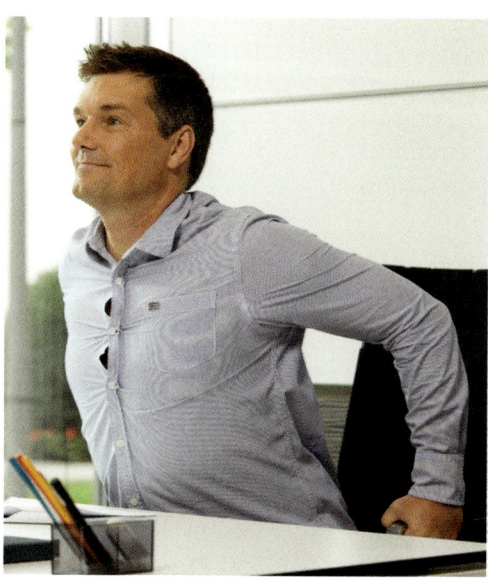

Setzen Sie sich aufrecht auf einen Stuhl und stützen Sie die Hände auf den Armlehnen auf. Schieben Sie nun aktiv Ihren Brustkorb so weit nach vorn, wie Sie können.

 10 Wiederholungen

Wirkung
- Streckung der Brustwirbelsäule
- Dehnung der Brustmuskulatur

Wenn ich das nicht kann oder Probleme dabei habe?

Vermutlich ist die Beweglichkeit in Ihrem Schultergürtel eingeschränkt. Lockern Sie Ihre Schultern vor der Übung, indem Sie sie mehrmals rotieren lassen.

Welche Übungen können mir zur Verbesserung noch gut helfen?
- Arm- und Brustwirbelsäulenstreckung im Sitzen
- Ausrollen der oberen Brustmuskulatur

TIPP

Für diese Übung benötigen Sie einen Stuhl mit Armlehnen. Versuchen Sie, Ihre Wirbelsäule maximal langzustrecken.

ARM- UND BRUSTWIRBELSÄULENSTRECKUNG IM SITZEN

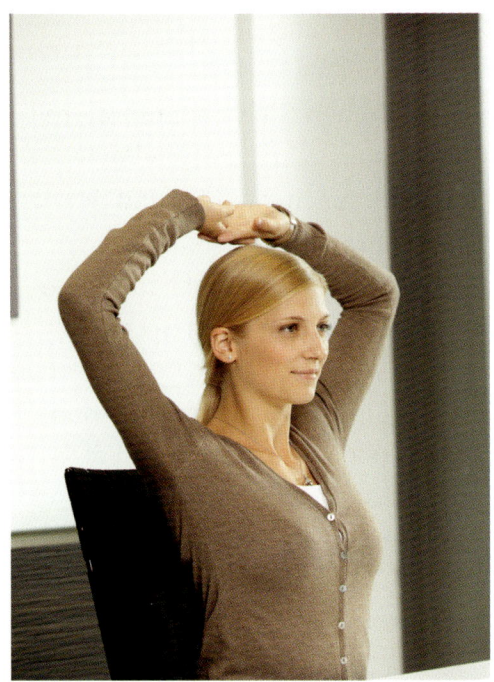 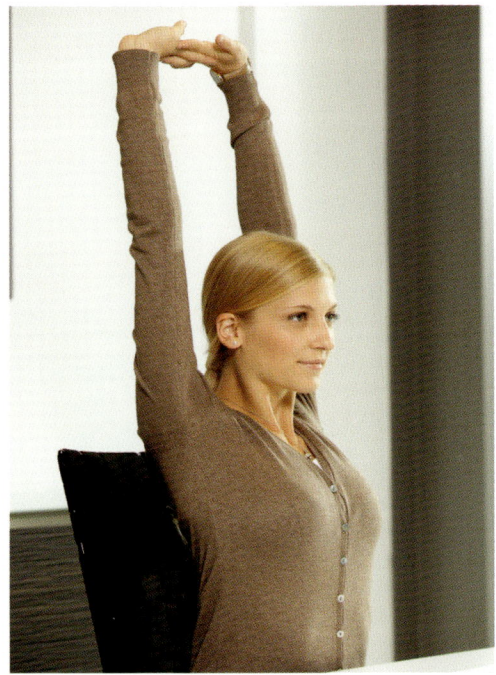

Setzen Sie sich aufrecht auf den Stuhl und verschränken Sie Ihre Finger direkt über Ihrem Kopf. Die Handflächen zeigen nach oben. Schieben Sie Ihre Arme nun gestreckt senkrecht nach oben – so weit wie möglich.

🕒 *10 Wiederholungen*

Wirkung
- Streckung der Brustwirbelsäule
- Streckung der Schulter

Wenn ich das nicht kann oder Probleme dabei habe?

Vermutlich ist Ihre Beweglichkeit im Schultergürtel und der Brustwirbelsäule eingeschränkt. Versuchen Sie die Übung einarmig oder ziehen Sie mit einem Arm den anderen nach oben.

Welche Übungen können mir zur Verbesserung noch gut helfen?
- Unterstützte Streckung der Brustwirbelsäule

TIPP

Strecken Sie nicht nur die Arme, sondern machen Sie Ihren ganzen Oberkörper so lang wie möglich.

GANZKÖRPERSTRECKUNG AN DER WAND

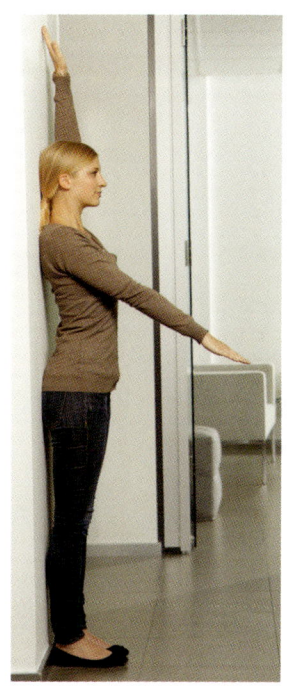
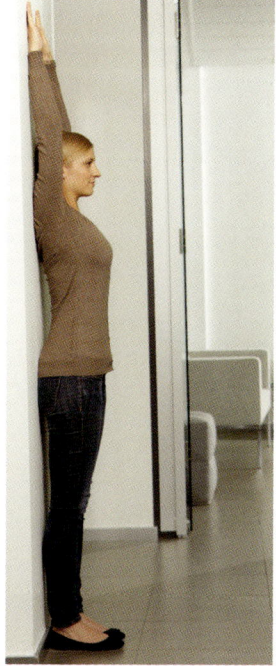

Stellen Sie sich hüftbreit mit den Fersen an eine Wand. Ihr Beckenkamm und Ihr Schultergürtel sollten ebenfalls Kontakt zur Wand haben. Strecken Sie nun im Wechsel Ihre Arme nach oben aus und versuchen Sie den Arm ebenfalls an die Wand zu legen.

Je Arm 10 Wiederholungen

Wirkung
- Streckung der Brustwirbelsäule
- Verbesserung der Schulterflexibilität

Wenn ich das nicht kann oder Probleme dabei habe?
Ihre Streckfähigkeit der BWS und der Schultern ist eingeschränkt. Starten Sie mit leicht gebeugten Beinen, ohne die Fersen ganz an der Wand zu halten. Verringern Sie dann beim weiteren Üben den Abstand.

Welche Übungen können mir zur Verbesserung noch gut helfen?
- Ausrollen der oberen Brustmuskulatur
- Ausrollen der Schulterblattmuskulatur
- Arm- und Brustwirbelsäulenstreckung im Sitzen

TIPP
Tragen Sie bei der Übung keine hohen Schuhe. Wenn es mit einem Arm funktioniert, versuchen Sie die Übung mit beiden Armen gleichzeitig auszuführen. Dabei sollte der Körper komplett gestreckt bleiben und kein Hohlkreuz auftreten.

BOGEN SPANNEN

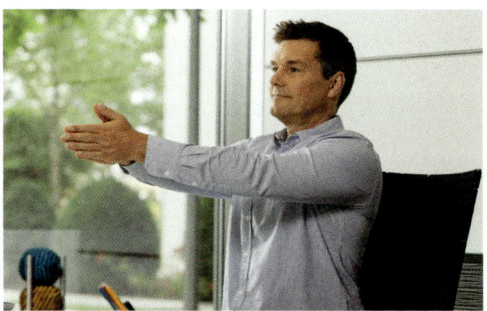
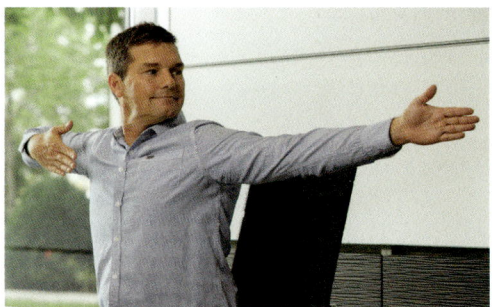

Sitzen Sie aufrecht auf der Vorderkante des Stuhls und halten Sie Ihre Arme gestreckt nach vorn. Die Handflächen zeigen zueinander. Ähnlich der Bewegung beim Bogenschießen spannen Sie nun mit beiden Armen Ihren Oberkörper: Drehen Sie den Oberkörper (BWS) und den Kopf maximal weit nach links und führen Sie dabei den linken, gestreckten Arm ebenfalls nach links. Gleichzeitig ziehen Sie den rechten Ellenbogen nach hinten und dann nach rechts zur Seite, wobei der rechte Arm maximal gebeugt wird. Es ergibt sich eine weite, fließende Bewegung. Danach führen Sie die Arme wieder zur Mitte. Halten Sie die Endposition einen Atemzug lang und wechseln Sie dann zur anderen Seite.

Je Seite 6 bis 8 Wiederholungen

Wirkung
- Dehnung der Körpervorderseite
- Kräftigung der Schulterblattmuskeln
- Rotation der Brustwirbelsäule

Wenn ich das nicht kann oder Probleme dabei habe?
Vermutlich ist Ihre Brustwirbelsäule in der Beweglichkeit eingeschränkt. Starten Sie die Oberkörperrotation ohne die Armbewegung.

Welche Übungen können mir zur Verbesserung noch gut helfen?
- Diagonale Oberkörperrotation

TIPP
Der Kopf folgt immer dem langen Arm. Bauen Sie bei jeder Wiederholung etwas mehr Spannung auf.

BRUSTWIRBELSÄULENROTATION IM SITZEN

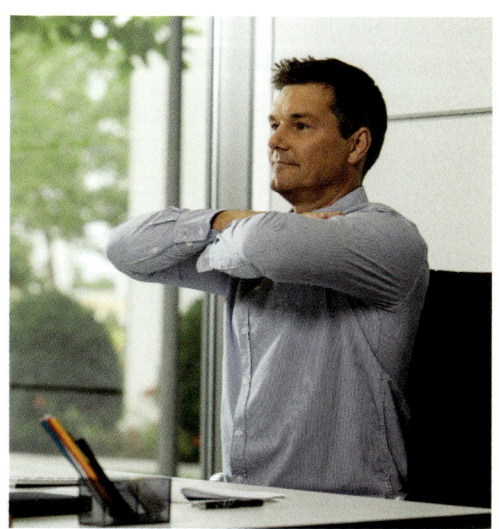 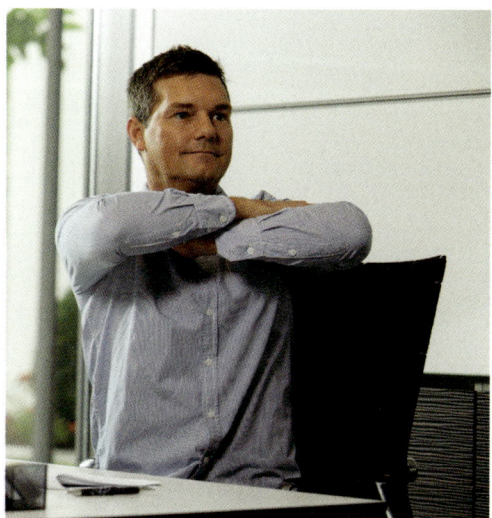

Verschränken Sie im aufrechten Sitz Ihre Arme über den Schultern, sodass die Hände auf den Schultern aufliegen und die Ellenbogen gerade nach vorn zeigen. Drehen Sie Ihren Oberkörper langsam von einer Seite zur anderen, wobei Sie die Haltung der Arme beibehalten.

Je Seite 6–8 Wiederholungen

Wirkung
- Verbesserung von Rotationsfähigkeit und Flexibilität
- Lockerung von Blockaden im Bereich der Brustwirbelsäule

Wenn ich das nicht kann oder Probleme dabei habe?
In diesem Fall ist Ihre Brustwirbelsäule zu fest und unbeweglich und das Risiko für Rückenbeschwerden dadurch höher. Nutzen Sie bewusst Drehbewegungen des Oberkörpers bei fixierter Hüfte, um das zu verbessern.

Welche Übungen können mir zur Verbesserung noch gut helfen?
- Faszialer Ganzkörper-Stretch
- Oberkörperrotation am Stuhl

TIPP
Legen Sie sich ein langes Lineal unter die Hände quer vor die Brust, damit Sie die Schulterachse leichter kontrollieren können. Bewegen Sie Ihren Kopf nicht aktiv mit.

OBERKÖRPERÖFFNER

Sitzen Sie aufrecht und halten Sie Ihre Arme so vor den Körper, dass die Oberarme waagerecht nach vorn zeigen und die Unterarme im rechten Winkel nach oben angewinkelt sind. Die Hände sind gestreckt bei zueinander zeigenden Handflächen. Öffnen und schließen Sie nun im Wechsel Ihre Arme, indem Sie die Unterarme vor dem Körper zusammenbringen und dann maximal nach hinten öffnen.

🕒 *10 Wiederholungen*

Wirkung
- Dehnung und Kräftigung der Oberkörpervorderseite (Brustmuskulatur) und der Oberkörperrückseite (Schulterblattmuskulatur)

Wenn ich das nicht kann oder Probleme dabei habe?

In diesem Fall sind Ihre Muskeln in diesem Bereich zu unbeweglich und benötigen Dehnung und Kräftigung. Nutzen Sie die Ausrollübungen mit dem Ball (an der Wand) zur Lockerung der Muskulatur und lockern Sie Ihre Schultern regelmäßig.

Welche Übungen können mir zur Verbesserung noch gut helfen?
- Bogen spannen
- Ausrollen der oberen Brustmuskulatur
- Ausrollen der Schulterblattmuskulatur

TIPP

Ihre Oberarme sollten stets möglichst parallel zur Tischkante bleiben.

BRUSTWIRBELSÄULE 107

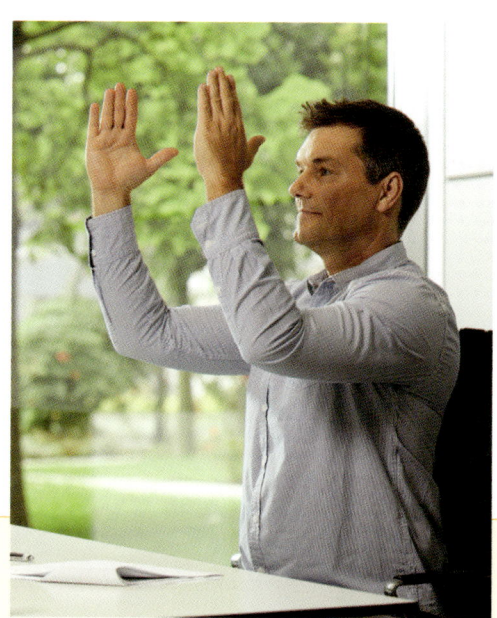
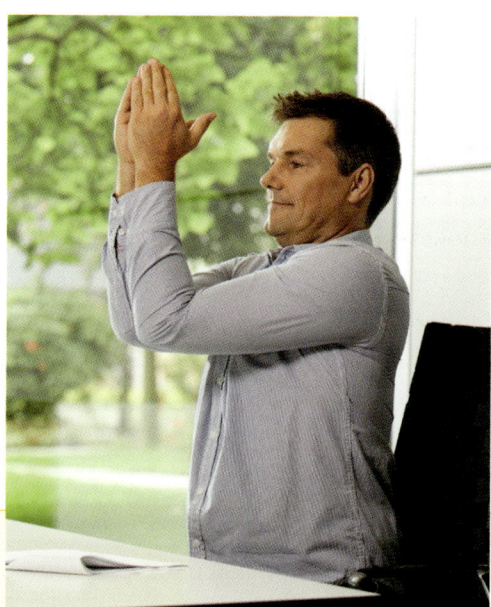
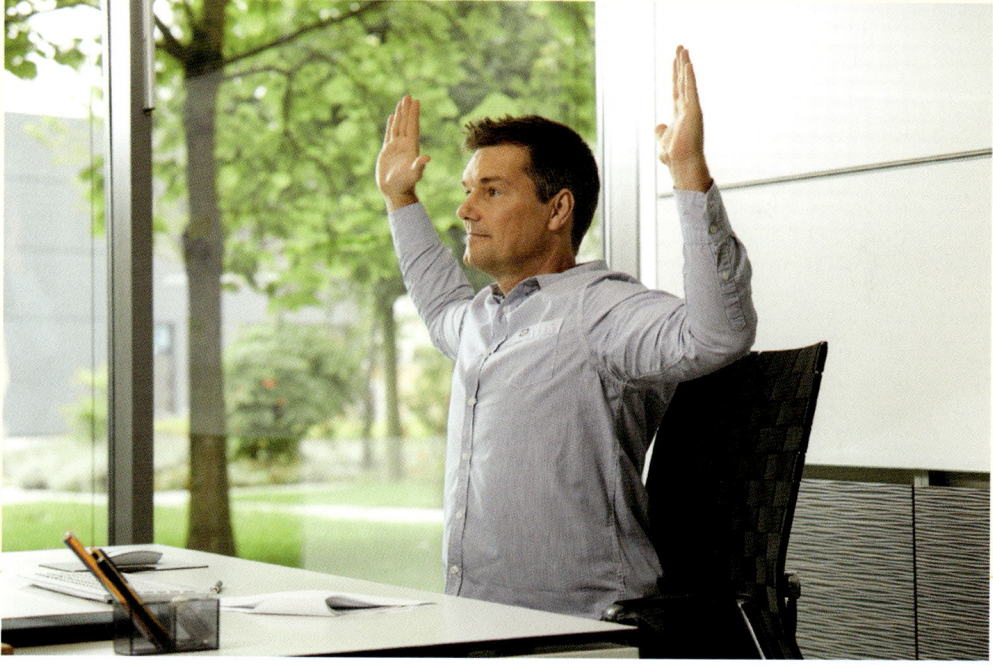

DIAGONALE OBERKÖRPERROTATION

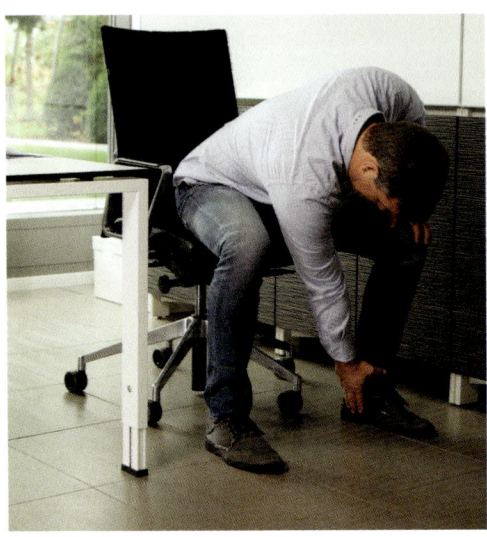 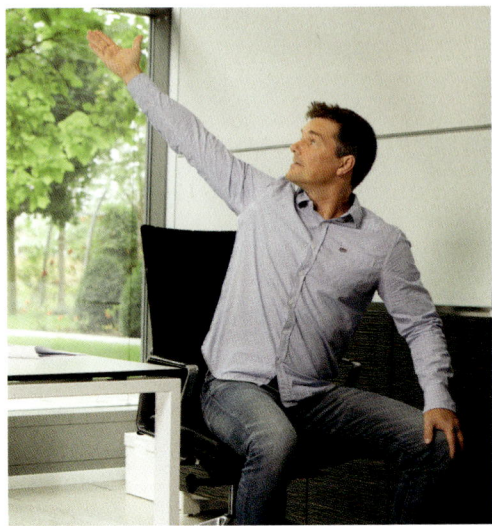

Führen Sie im Sitzen mit der Hand eine diagonale Bewegung aus, die – bei gebeugtem Oberkörper – am Fuß der gegenüberliegenden Körperseite beginnt. Richten Sie dann den Oberkörper auf und führen Sie die Hand gleichzeitig in einer weiten Bewegung nach hinten oben auf die andere Seite. Der aktive Arm ist bei der gesamten Bewegung gestreckt, der Blick folgt der Hand. Die zweite Hand ruht während dieser Übung auf dem Knie.

⏱ *Je Seite 10 Wiederholungen*

Wirkung
- Diagonale Dehnung der Körpervorderseite (Bauch und Brust)

Wenn ich das nicht kann oder Probleme dabei habe?

In diesem Fall ist Ihre Rotationsfähigkeit im Bereich der Brustwirbelsäule zu gering und Ihre Muskeln auf der Körpervorderseite sind sehr fest. Strecken Sie sich so oft es geht mit einem oder beiden Armen.

Welche Übungen können mir zur Verbesserung noch gut helfen?
- Brustwirbelsäulenrotation im Sitzen

TIPP

Drehen Sie in der oberen Endposition Ihren Daumen mit offener Handfläche nach außen.

AUSROLLEN DER OBEREN BRUSTMUSKULATUR

Nehmen Sie sich ein Buch und einen kleinen Ball und legen Sie den Ball zwischen Buch und Brustmuskulatur unterhalb des Schlüsselbeines. Rollen Sie langsam seitlich und mit kreisenden Bewegungen mit leichtem Druck hin und her.

Je 20 bis 30 Sekunden

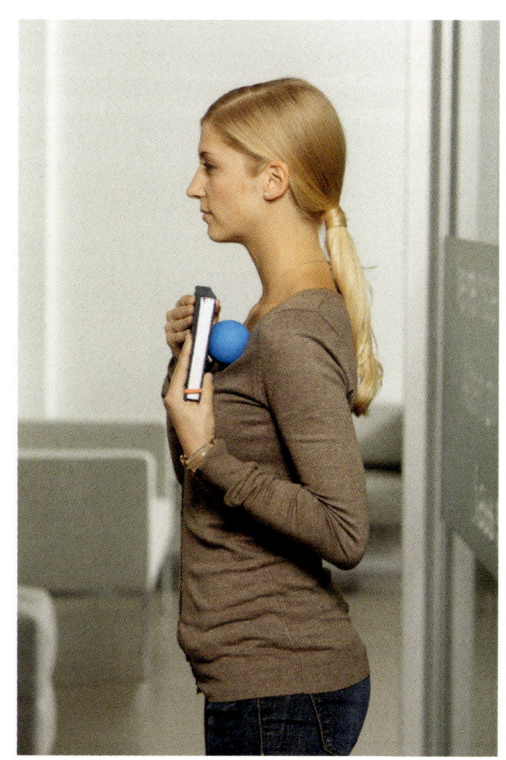

Wirkung
- Entspannung der Brustmuskulatur, die aufgrund der »Geierhaltung« meist verkürzt ist

Wenn ich das nicht kann oder Probleme dabei habe?
Die Übung kann deutliche Schmerzen verursachen, wenn die betroffene Muskulatur sehr fest ist. Dies zeigt Ihnen, dass Sie an der richtigen Stelle arbeiten. Sie können den Bereich zusätzlich auch mit den Fingerkuppen kreisend und mit leichtem Druck massieren.

Welche Übungen können mir zur Verbesserung noch gut helfen?
- Ausrollen der Schulterblattmuskulatur

TIPP
Verwenden Sie ein festes Buchcover und arbeiten Sie sich auf beiden Seiten von der Außenseite der Schulter bis zum Brustbein vor.

AUSROLLEN DER SCHULTERBLATTMUSKULATUR

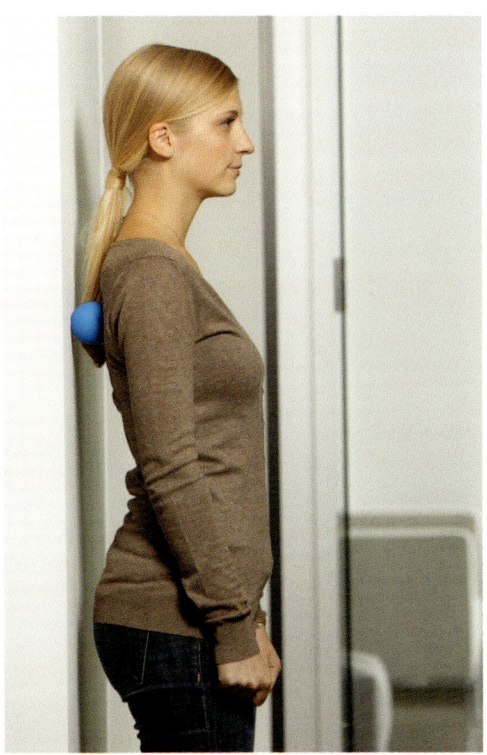

Legen Sie einen Ball zwischen Ihren oberen Rücken und eine Wand. Bewegen Sie Ihren Oberkörper mit leichtem Druck rund um das Schulterblatt mit kreisenden Bewegungen auf dem Ball hin und her.

Je Schulterblattseite 30 Sekunden

Wirkung
- Entspannung der verspannten und überdehnten Muskulatur um das Schulterblatt

Wenn ich das nicht kann oder Probleme dabei habe?

Ihre Schulterblattmuskeln sind sehr fest und das Schulterblatt nicht locker. Legen Sie sich den Ball im Sitzen zwischen Stuhllehne und Schulterblatt und bewegen Sie Ihren Rücken langsam unter variierendem Druck.

Welche Übungen können mir zur Verbesserung noch gut helfen?
- Ausrollen der Brustmuskulatur

TIPP

Sie können die Bewegungen mit dem Rücken und den Beinen steuern. Bei Schmerzpunkten verharren Sie einige Sekunden auf dem Punkt und erkunden Sie Ihre Schwachstellen.

AUSROLLEN DES RÜCKENS

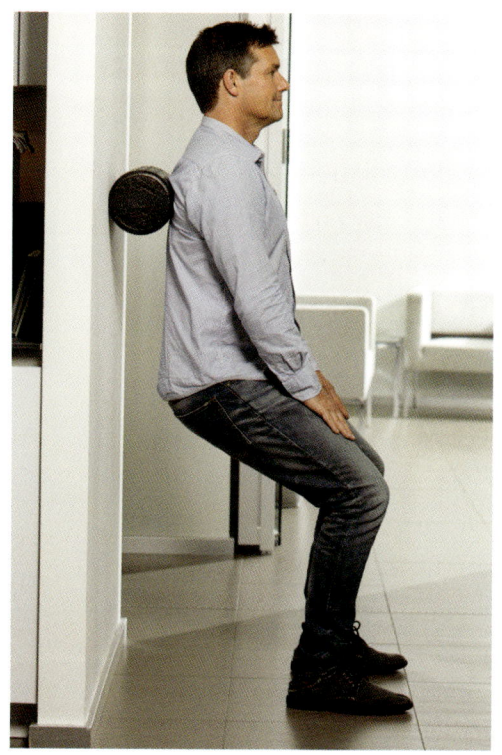

Klemmen Sie eine Faszienrolle zwischen Rücken und Wand ein und bewegen Sie sich langsam mit den Beinen und dem Rücken auf und ab.

60 Sekunden

Wirkung
- Entspannung der Rückenfaszien und -muskulatur

Wenn ich das nicht kann oder Probleme dabei habe?

Ihre Lumbalfaszie (unterer Rücken) ist eventuell sehr sensibel oder die Position ist koordinativ schwierig für Sie. Halten Sie die Position mit dem Rücken an der Wand zuerst ohne Rolle, um sich an die Position zu gewöhnen. Versuchen Sie mit einem Ball punktuell zu arbeiten, dabei benötigen Sie weniger Druck.

Welche Übungen können mir zur Verbesserung noch gut helfen?
- Ausrollen der Schulterblattmuskulatur
- Schreibtisch-Squat
- Ausrollen der Gesäßmuskulatur

TIPP
Je stärker Sie Ihre Beine beugen, desto intensiver wird die Übung. Wechseln Sie die Position der Rolle, wenn Sie von der Lendenwirbelsäule auf die Brustwirbelsäule wechseln.

BEINE, GESÄSS UND HÜFTREGION

Die Beine und die Hüfte sind im Sitzen in einer unnatürlichen Position. Neben den Übungen im Stehen bietet sich zum Ausgleich das Ausrollen der Faszien an. Diese Übungen sind für den Bürobereich nur bedingt geeignet und können besser zu Hause in bequemer Kleidung absolviert werden.

BEINE, GESÄSS UND HÜFTREGION 113

HÜFTSTRECKER

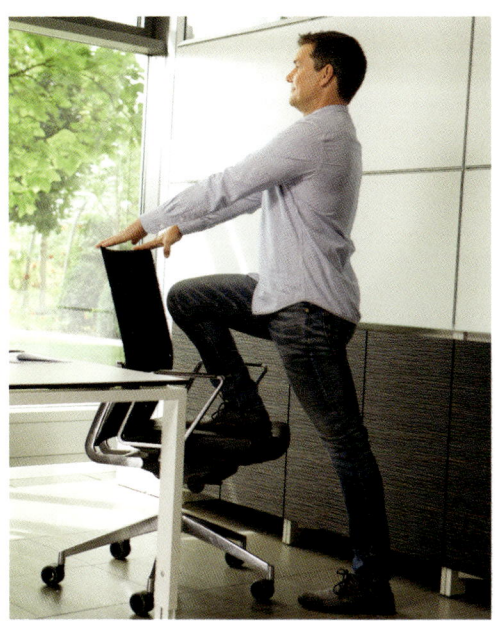 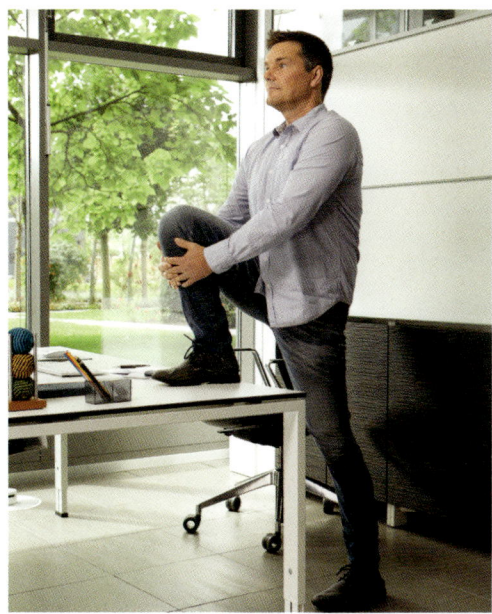

Stellen Sie einen Fuß auf die Sitzfläche des Stuhls oder auf den Schreibtisch. Halten Sie sich mit beiden Händen entweder an der Stuhllehne oder an Ihrem Knie fest. Bewegen Sie nun die Hüfte nach vorn, sodass das Standbein vollkommen gestreckt wird und die Hüftbeuger gedehnt werden.

🕐 *Je Seite 5-mal 30 Sekunden*

Wirkung
- Dehnung der Hüftbeuger

Wenn ich das nicht kann oder Probleme dabei habe?

Ihre Hüftgelenke sind nicht flexibel genug. Suchen Sie sich für den vorderen Fuß eine Aufstellfläche mit geringerer Höhe und starten Sie die Übung dort.

Welche Übungen können mir zur Verbesserung noch gut helfen?
- Ganzkörperstreckung an der Wand
- Dehnung der Gesäßmuskulatur

TIPP

Beide Füße müssen flach und stabil mit der Sohle aufliegen. Ihr Oberkörper bleibt aufgerichtet und die Arme unterstützen die Streckung der Hüfte.

114 LEBENSVERLÄNGERNDE ÜBUNGEN

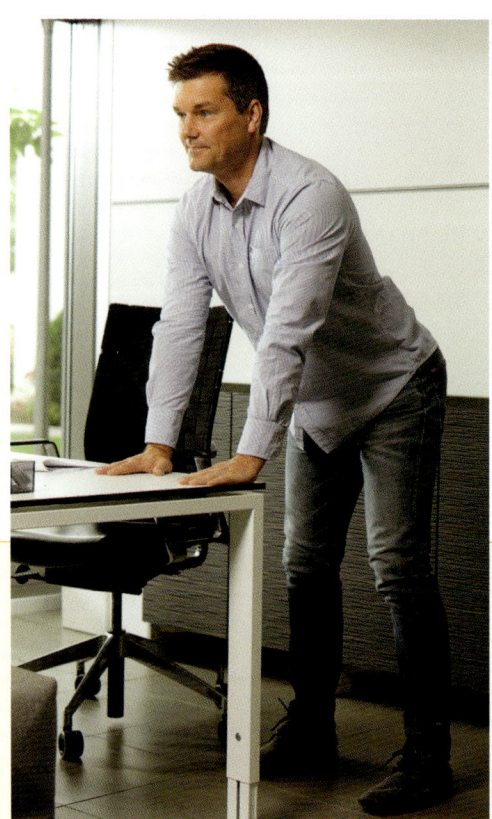
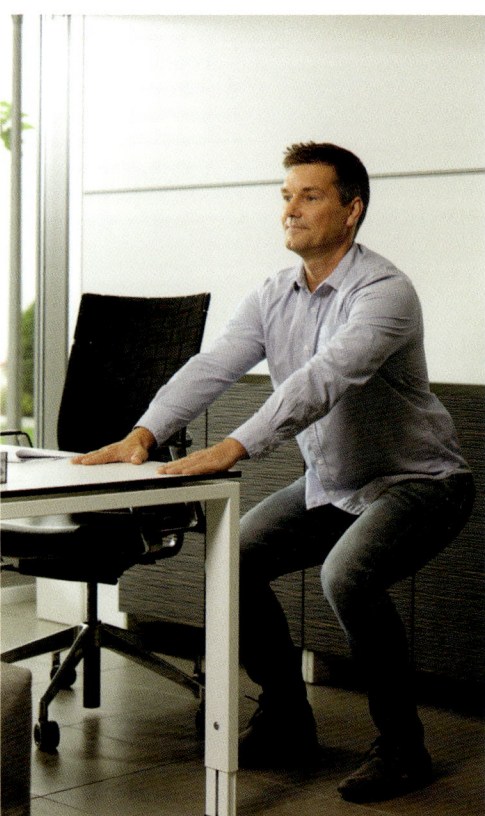
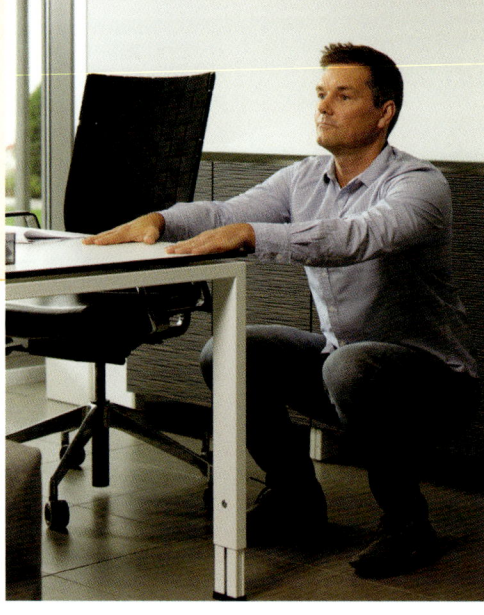

SCHREIBTISCH-SQUAT

Stellen Sie sich mit gestreckten Beinen vor den Schreibtisch. Legen Sie Ihre Hände auf dem Schreibtisch ab und senken Sie dann langsam Ihre Hüfte nach unten Richtung Boden, indem Sie in die Knie gehen. Die Füße stehen dabei parallel und hüftbreit auf dem Boden, der Rücken bleibt gerade. Halten Sie die untere Position für 30 bis 60 Sekunden.

🕒 *10 Wiederholungen*

Wirkung
- Verbesserung der Flexibilität der unteren Körperregion
- Rückenkräftigung

Wenn ich das nicht kann oder Probleme dabei habe?
Ihre Ganzkörperflexibilität ist eingeschränkt. Halten Sie sich mit den Händen an der Schreibtischkante fest. Damit reduzieren Sie die Last auf den Unterkörper und die Bewegung kann leichter ausgeführt werden.

Welche Übungen können mir zur Verbesserung noch gut helfen?
- Faszialer Ganzkörper-Stretch
- Körperrückseiten-Stretch mit Rolle

TIPP
Tragen Sie bei dieser Übung bitte keine hohen Schuhe. Ihre Fersen müssen den Kontakt zum Boden behalten.

AUSROLLEN DER OBERSCHENKELRÜCKSEITE

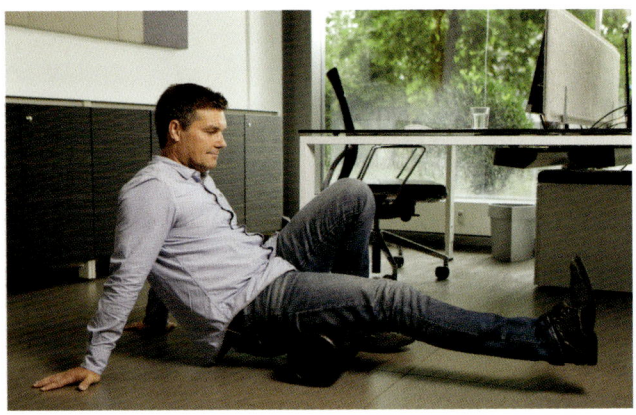

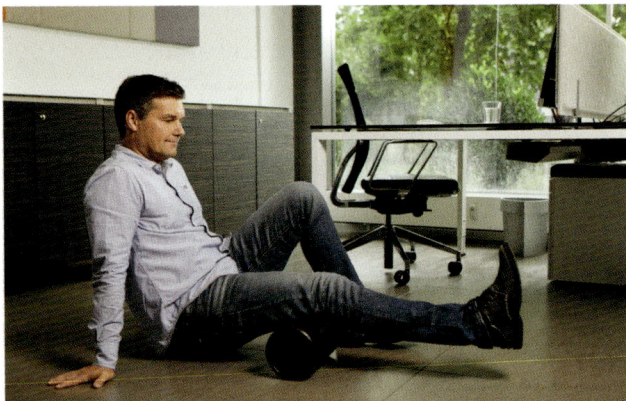

Setzen Sie sich auf den Boden. Legen Sie einen Oberschenkel auf der Rolle ab und rollen Sie langsam vor und zurück. Stützen Sie sich dabei mit den Händen und dem anderen Fuß auf dem Boden ab.

⏱ *30 bis 60 Sekunden je Oberschenkel*

Wirkung
- Entspannung der Oberschenkelrückseite

Wenn ich das nicht kann oder Probleme dabei habe?

Wenn Sie Probleme beim Aufstützen haben, rollen Sie mit einem Ball punktuell. Dabei können sie mehr Gewicht am Boden lassen.

Welche Übungen können mir zur Verbesserung noch gut helfen?
- Ausrollen der Wadenmuskulatur
- Dehnung der Gesäßmuskeln
- Körperrückseiten-Stretch mit Rolle

TIPP

Sie können auch beide Oberschenkel gleichzeitig ausrollen, dabei müssen Sie aber etwas mehr Gewicht mit den Händen stützen.

AUSROLLEN DER WADENMUSKULATUR

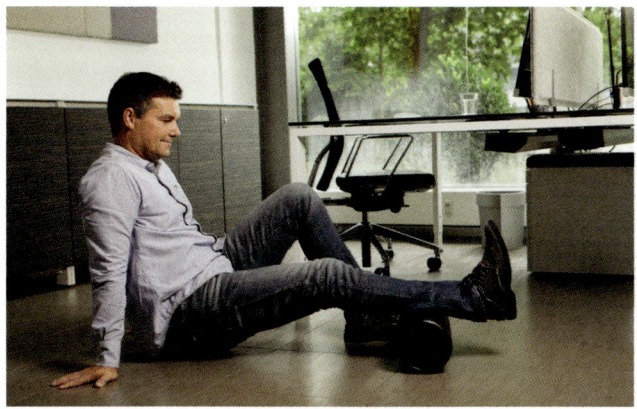

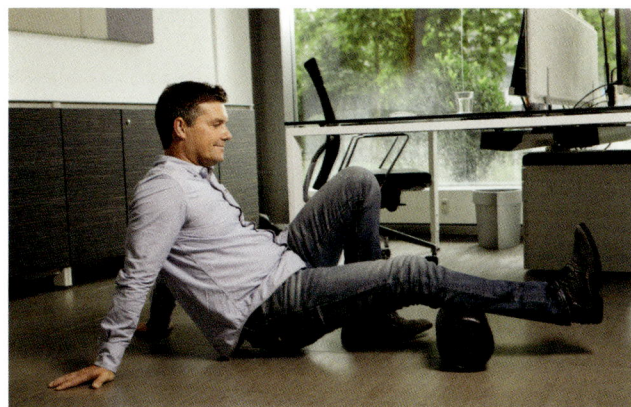

Setzen Sie sich auf den Boden. Legen Sie einen Unterschenkel auf die Rolle und bewegen Sie das Bein langsam vor und zurück. Stützen Sie sich dabei mit beiden Händen und dem anderen Fuß am Boden ab.

🕐 *30 bis 60 Sekunden je Wade*

Wirkung
- Entspannung der Wadenmuskulatur

Wenn ich das nicht kann oder Probleme dabei habe?

Macht Ihnen diese Übung Schwierigkeiten, versuchen Sie mit einem Ball punktuell unter der Wade zu rollen oder lagern Sie den Unterschenkel etwas höher (kleiner Hocker) und rollen Sie aus einer Hüftbewegung heraus.

Welche Übungen können mir zur Verbesserung noch gut helfen?
- Ausrollen der Oberschenkelrückseite
- Körperrückseiten-Stretch mit Rolle

TIPP

Sie können auch beide Waden gleichzeitig ausrollen, dabei müssen Sie aber mehr Gewicht mit den Händen stützen.

AUSROLLEN DER GESÄSSMUSKULATUR

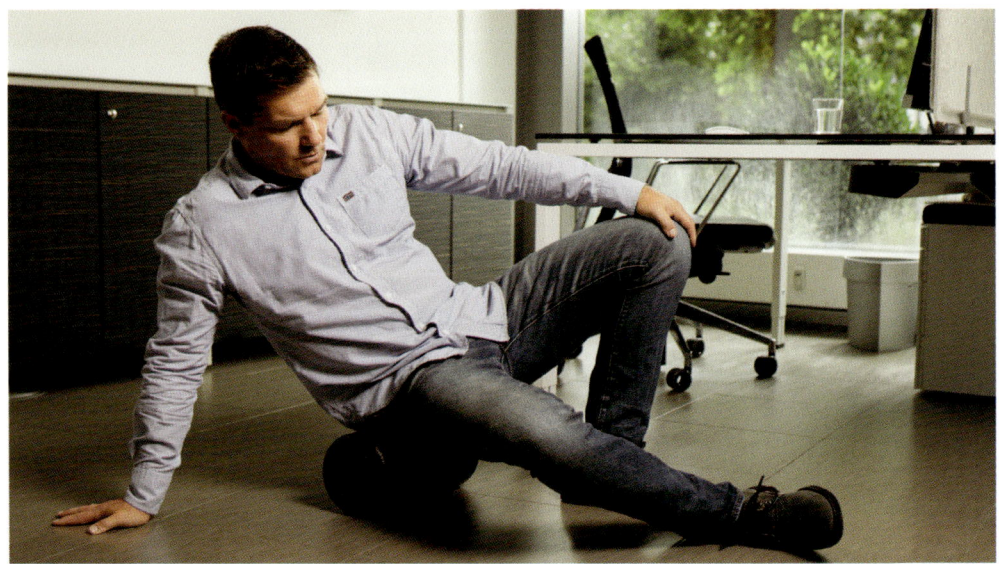

Setzen Sie sich mit einer Gesäßhälfte auf die am Boden liegende Rolle und stützen Sie sich mit der Hand am Boden ab. Das Bein der Gesäßhälfte, die Sie ausrollen möchten, ist leicht nach außen rotiert und liegt ohne Spannung am Boden. Rollen Sie nun vor und zurück.

⏲ *30 bis 60 Sekunden*

Wirkung
- Entspannung der Gesäßmuskulatur

Wenn ich das nicht kann oder Probleme dabei habe?

In diesem Fall könnte Ihre Stützkraft oder die Beweglichkeit der limitierende Faktor sein. Probieren Sie die Übung zuerst mit dem Rücken an der Wand und dem kleinen Ball aus.

Welche Übungen können mir zur Verbesserung noch gut helfen?
- Ausrollen des unteren Rückens
- Ausrollen des Rückens

TIPP

Mit dem kleinen Ball können Sie punktuell tiefer in den Gesäßmuskel hinein arbeiten und auch besser seitliche und zirkuläre Bewegungen ausführen als mit der Rolle.

DEHNUNG DER GESÄSSMUSKULATUR

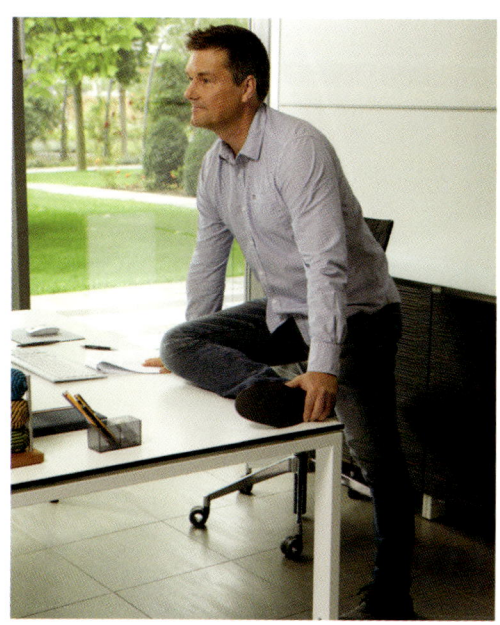 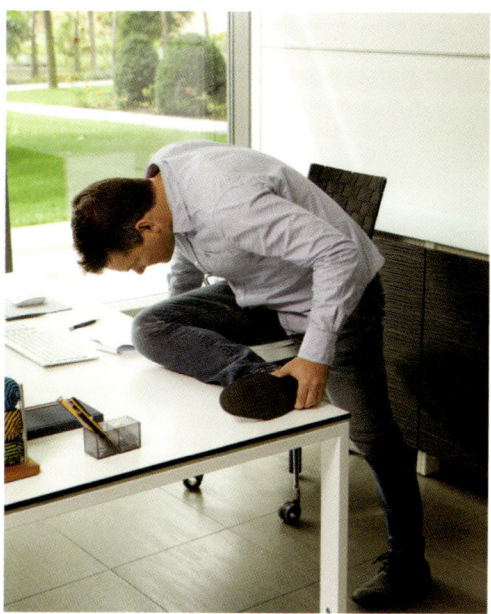

Stellen Sie sich vor Ihren Schreibtisch und legen Sie einen Unterschenkel mit der Außenseite vor sich auf die Fläche. Neigen Sie nun langsam den Oberkörper nach vorn und arbeiten Sie langsam in die Dehnung hinein.

🕓 *Je Seite 30 bis 40 Sekunden*

Wirkung
- Dehnung der Gesäßmuskulatur

Wenn ich das nicht kann oder Probleme dabei habe?

In diesem Fall ist Ihre Gesäßmuskulatur und Ihre Hüfte zu fest und unbeweglich. Rollen Sie Ihr Gesäß mit Rolle oder Ball aus oder legen Sie den Unterschenkel etwas tiefer (Sitzfläche eines Stuhls) auf.

Welche Übungen können mir zur Verbesserung noch gut helfen?
- Ausrollen der Gesäßmuskultur
- Hüftstrecker

LENDENWIRBELSÄULE

Die Lendenwirbelsäule und der Übergang zum Becken sind von einer großen faszialen Schicht umspannt: der Lumbalfaszie. Regelmäßiges Ausrollen ist neben Dehnung und Kräftigung ein sehr geeignetes Mittel, um Beschwerden in diesem Bereich vorzubeugen oder Sie zu lindern.

AUSROLLEN DES UNTEREN RÜCKENS

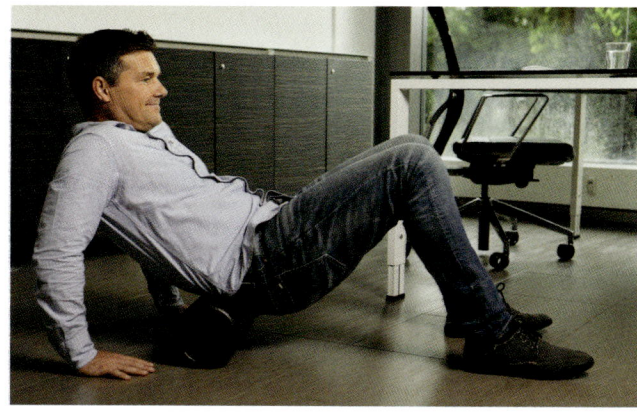

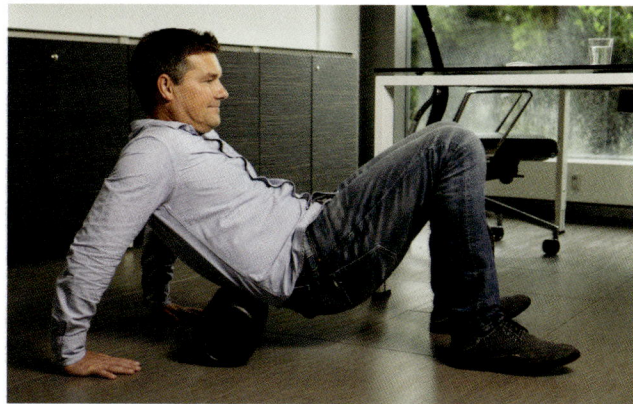

Legen Sie Ihren Beckenkamm auf der am Boden liegenden Rolle ab und stützen Sie Ihre Hände auf den Boden hinter Ihnen. Schieben Sie nun langsam Ihren Körper mit dem unteren Rücken vor und zurück über die Rolle.

🕐 *30 bis 60 Sekunden*

Wirkung
- Entspannung der großen Rückenfaszie

Wenn ich das nicht kann oder Probleme dabei habe?

Eventuell sind Sie im Lendenwirbelsäulenbereich sehr schmerzempfindlich. In diesem Fall führen Sie die Bewegung mit der Rolle zuerst an der Wand durch.

Welche Übungen können mir zur Verbesserung noch gut helfen?
- Ausrollen des Rückens
- Dehnung der Gesäßmuskulatur
- Körperrückseiten-Stretch mit Rolle

TIPP

Wenn Sie sich dabei unsicher fühlen, starten Sie mit der Übung an der Wand. Sofern Sie die Übung am Boden ausführen, bleiben Sie bitte im unteren Rücken rund.

FÜSSE

Unsere Füße sind sehr komplexe Hochleistungsmuskeln. Durch das Tragen von Schuhen und das Fehlen von Beuge- und Streckbewegung verkümmert unsere Muskulatur. Die Steuerung für Balance und Koordination geht dadurch langsam verloren. Fußhygiene ist mehr als nur Waschen und Nägelschneiden: Regelmäßige Bewegung und das Ausrollen können vielen Fußbeschwerden wie Fersensporn oder Hammerzehe vorbeugen und Probleme lindern.

AUSROLLEN DER FUSSSOHLEN

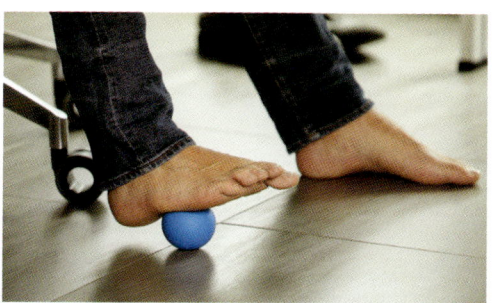

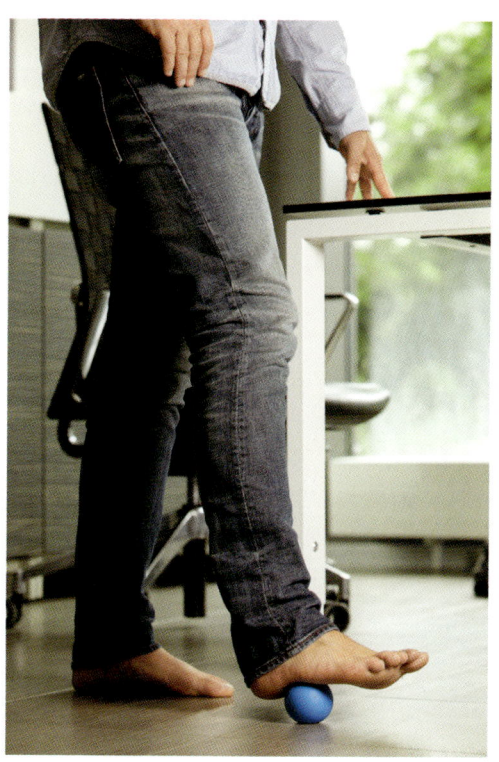

Ziehen Sie Ihre Schuhe aus. Legen Sie sich den kleinen Ball unter einen Fuß und rollen Sie langsam vor und zurück sowie in kreisenden Bewegungen.

🕐 *Je Fuß 30 bis 60 Sekunden*

Wirkung
- Entspannung der Fußfaszien und Muskeln

Wenn ich das nicht kann oder Probleme dabei habe?

Ihre Füße sind eventuell besonders schmerz- oder druckempfindlich. In diesem Fall dehnen Sie Ihre Fußmuskeln und Ihre Fußsohle regelmäßig vor dem Ausrollen oder Sie verwenden eine Rolle anstatt des Balls.

Welche Übungen können mir zur Verbesserung noch gut helfen?
- Fuß- und Wadenaktivierer
- Schreibtisch-Squat

> **TIPP**
>
> Diese Übung kann perfekt im Büro unter dem Schreibtisch ausgeführt werden. Im Stehen kann mehr Druck auf den Fuß ausgeübt werden.

Übungsregister

Arm- und Brustwirbelsäulenstreckung im Sitzen   102
Ausrollen der Fußsohlen   123
Ausrollen der Gesäßmuskulatur   118
Ausrollen der Handfaszie   67
Ausrollen der oberen Brustmuskulatur   109
Ausrollen der Oberschenkelrückseite   116
Ausrollen der Schulterblattmuskulatur   110
Ausrollen der Unterarmmuskulatur   68
Ausrollen der Wadenmuskulatur   117
Ausrollen des Oberarmes   73
Ausrollen des Rückens   111
Ausrollen des unteren Rückens   121

Bogen spannen   104
Brustwirbelsäulenrotation im Sitzen   105

Dehnung der Gesäßmuskulatur   119
Diagonale Oberkörperrotation   108
Dynamischer Rückenaktivierer   84

Einarmiges Ziehen   78
Einbeinige Balance-Challenge   88

Faszialer Ganzkörper-Stretch   81
Fuß- und Wadenaktivierer   87

Ganzkörperstreckung an der Wand   103
Ganzkörperstreckung mit Superband   92

Hüftstrecker   113

Kinnschieber   95
Kopfdreher   97
Körperrückseiten-Stretch mit Rolle   82
Kräftigung der Fingerstrecker mit Miniband   71

Nackendehner   96

Oberarmrotation   77
Oberkörperöffner   106
Oberkörperrotation am Stuhl   85

Rücken-Stretch im Sitzen   83

Schreibtisch-Squat   114
Schulterschieber   99
Seitliche Nackendehnung   98

Toe-Touch-Circle   90

Unterarmdehnung   69
Unterarm-Squat   70
Unterstützte Streckung der Brustwirbelsäule   101

Zugbewegung der Arme im Stand   75
Zugbewegung der Arme im Stand mit Superband   76

Über den Autor

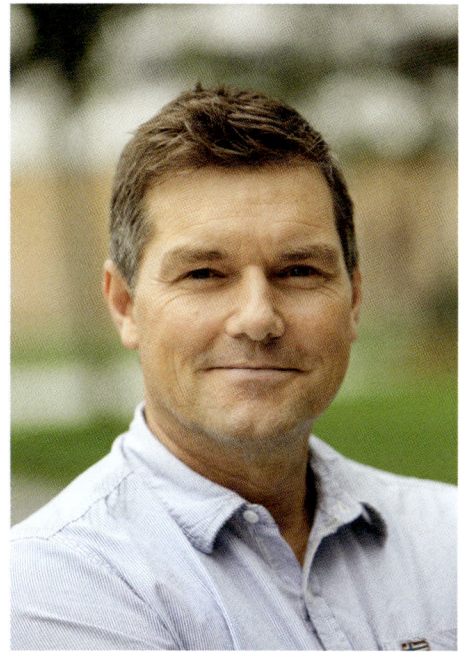

Frank Thömmes ist Diplomsportlehrer und verfügt über eine Vielzahl an Trainer- sowie therapeutischen Zusatzqualifikationen. Im Bereich Functional Training ist er weltweit als Referent und Fortbildungsleiter gefragt. Er arbeitet mit zahlreichen Firmen und Behörden zusammen und setzt dabei neue Trends, wenn es um moderne und innovative Bewegungskonzepte für Unternehmen geht. Er ist Autor mehrerer Fitnessratgeber. Weitere Informationen zu ihm und seinen Projekten finden Sie auf seinen Websites www.fit-projects.de und www.frankthoemmes.de.

Dank

Der Autor und der Verlag danken der office4you Büroeinrichtungen GmbH für die Bereitstellung der Location für das Fotoshooting.

Literaturverzeichnis

Brillat-Savarin, Jean Anthèlme: *Physiologie des Geschmacks.* Paderborn: Salzwasser Verlag 2010

Bundesinstitut für Bau-, Stadt und Raumforschung: »Immer mehr Menschen pendeln zur Arbeit«. Unter: http://www.bbsr.bund.de/BBSR/DE/Home/Topthemen/2017-pendeln.html (abgerufen am 27.06.2017)

Business Insider Deutschland: »Home-Office: Was Deutschland von den europäischen Nachbarn lernen kann«. Unter: http://www.businessinsider.de/home-office-was-deutschland-von-den-europaeischen-nachbarn-lernen-kann-2016-2 (abgerufen am 26.06.2017)

Canada Life-Umfrage Sport und Bewegung: »Luft nach oben: So fit sind die Rentner von morgen«. Unter: https://www.canadalife.de/getdownloadlatestversion/11457 (abgerufen am 24.06.2017)

Frauenhofer Institut für Arbeitswirtschaft und Organisation: »Umweltgerechte Bürogestaltung«. Unter: https://www.iao.fraunhofer.de/lang-de/index.php?option=com_content&view=article&id=474&Itemid=0&lang=de (abgerufen am 15.6.2017)

Froböse, Ingo und Birgit Wallmann-Sperlich: *Der DKV Report »Wie gesund lebt Deutschland?« 2016.* Köln: Zentrum für Gesundheit durch Sport und Bewegung der Deutschen Sporthochschule Köln 2016

Groll, Tina: »Wer lange sitzt, ist früher tot«. Unter: http://www.zeit.de/karriere/beruf/2012-10/sitzen-gesundheit-arbeit (abgerufen am 12.06.2017)

Janda, Vladimir: »Janda Syndromes«. Unter: »http://www.jandaapproach.com/the-janda-approach/jandas-syndromes/« (abgerufen am 27.06.2017)

Junghanns, Walter: *Die Wirbelsäule in der Arbeitsmedizin.* Stuttgart: Hippokrates 1979

Nesse, Randolph M. und George C. Williams: *Warum wir krank werden.* München: C. H. Beck 1997

Pennington Biomedical Research Center: *Scientific Report 2014–15.* Unter: http://www.pbrc.edu/docs/scientific-report/2014-2015_ScientificReport/index.html (abgerufen am 15.6.2017)

Rätsch, Christian: *Schamanenpflanze Tabak – Band 1: Kultur und Geschichte des Tabaks in der Neuen Welt.* Solothurn: Nachtschatten Verlag 2002

Statistisches Bundesamt: *Unternehmen und Arbeitsstätten. Nutzung von Informations- und Kommunikationstechnologien in Unternehmen.* Wiesbaden: Statistisches Bundesamt 2015

Studie der kassenärztlichen Bundesvereinigung 2016: »Deutschland hat Rücken und ringt nach Luft: KBV-Infografik zu den häufigsten Krankheiten«. Unter: http://www.kbv.de/html/2016_24723.php (abgerufen am 18.06.2017)

TK-Bewegungsstudie 2016: »Beweg dich, Deutschland!«. Unter: https://www.tk.de/centaurus/servlet/contentblob/819848/Datei/3221/TK-Bewegungsstudie-2016-Beweg-dich-Deutschland.pdf (abgerufen am 10.6.2017)

Wulf, Christoph (Hrsg.): *Vom Menschen. Handbuch Historische Anthropologie.* Weinheim: Beltz 1997

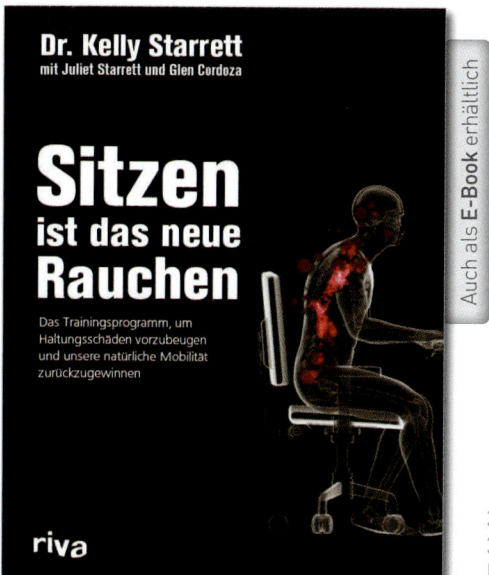

368 Seiten
34,99 € (D) | 36,00 € (A)
ISBN 978-3-86883-800-8

Kelly Starrett, Glen Cordoza, Juliet Starrett
Sitzen ist das neue Rauchen
Das Trainingsprogramm, um Haltungsschäden vorzubeugen und unsere natürliche Mobilität zurückzugewinnen

Neueste wissenschaftliche Untersuchungen zeigen, dass zu viel Sitzen zur Entstehung einer Vielzahl von Erkrankungen beitragen kann – von Fettleibigkeit und Diabetes bis hin zu Krebs und Depressionen. Wer im Sitzen arbeitet, erkrankt zudem häufig am Muskel- und Bewegungsapparat. Sitzen am Arbeitsplatz birgt somit genauso ein Berufsrisiko wie das Heben schwerer Lasten. Fakt ist: Der Stuhl ist unser Feind und bringt den Körper Stück für Stück um.
In seinem bahnbrechenden neuen Buch stellt der namhafte Physiotherapeut und Autor des weltweiten Bestsellers Werde ein geschmeidiger Leopard Dr. Kelly Starrett einen detaillierten Schlachtplan für das Überleben in unserer sitzenden Gesellschaft vor. Er bietet kreative Lösungen, um die Zeit zu verkürzen, die wir sitzend verbringen, und zeigt Strategien, mit denen sich der Schreibtisch in einen dynamischen Arbeitsplatz verwandeln lässt.

Der Leser lernt, wie man:
• schädliche Körperhaltungen ausfindig macht und korrigiert
• Rücken-, Nacken- und Schulterschmerzen eliminiert
• Karpaltunnelsyndrome vermeidet bzw. dauerhaft lindert
• Wirbelsäule und Rumpf korrekt ausrichtet und stabilisiert
• natürlich läuft, in die Hocke geht, Lasten trägt und den Rumpf beugt
• mit 14 Mobilisationsplänen tägliche Grundlagen-Körperarbeit absolviert, um Schmerzen zu beseitigen und die Beweglichkeit zu verbessern

Dieses Buch hilft allen, die viel sitzen, egal ob sie ihre Leistung am Arbeitsplatz oder jenseits davon verbessern, Gewicht verlieren oder einfach nur schmerzfrei leben wollen. Es ist eine revolutionäre Kur gegen den Schreibtischtod.

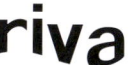

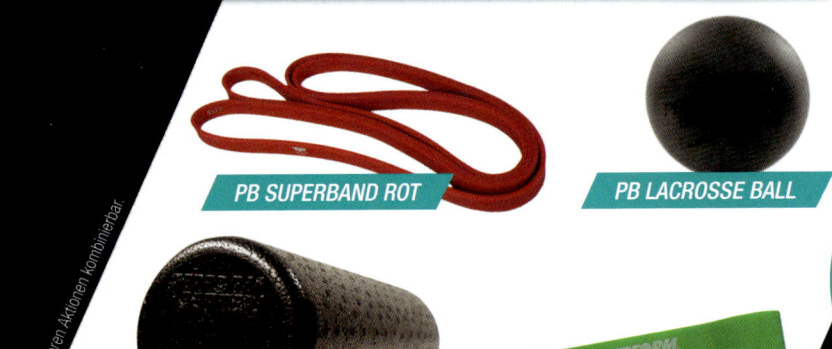